Yannick Maar

Das High-Performing-Konzept

Yannick Maar

Das High-Performing-Konzept

Erfolgreich und leistungsstark durch richtige Ernährung, ausreichend Bewegung und guten Schlaf

© 2020 by Yannick Maar
Umschlaggestaltung: Rudi Hartono
Lektorat, Korrektorat: Dagmar Fernholz

ISBN: 978-3-00-064760-4

Herausgeber:
Yannick Maar
Ostlandstraße 54
50858 Köln
Telefon: +49 152 34798166
E-Mail: info@yourfocus.de
https://www.yourfocus.de

Bibliografische Information der Deutschen Nationalbibliothek:
Die Deutsche Nationalbibliothek verzeichnet diese Publikation
in der Deutschen Nationalbibliografie; detaillierte bibliografische Daten sind im Internet über http://dnb.d-nb.de abrufbar.

Inhaltsverzeichnis

Besonderer Dank gilt meinem Bruder Luca für die unfassbare Unterstützung bei der Umsetzung dieses Buches.

Einleitung

Auch wenn Intelligenz mit beruflichem Erfolg korreliert, spielen viele weitere Einflüsse eine große Rolle, die einen tatsächlichen Erfolg möglich machen. Thomas Alva Edison (* 11. Februar 1847 in Milan, Ohio; † 18. Oktober 1931 in West Orange, New Jersey), der Erfinder der Glühbirne, brachte das auf den Punkt, als er zu Tugenden für außergewöhnliche Leistungen gefragt wurde: „1 % Inspiration, 99 % Transpiration." Dieses Zitat kann auch wissenschaftlich untermauert werden: In den 1990er-Jahren interviewte der Psychologe Mihaly Csikszentmihalyi (* 29. September 1934 in Rijeka) in seiner „Genius Study" 91 der erfolgreichsten Menschen der Welt (darunter 14 Nobelpreisträger) aus verschiedenen Disziplinen, um herauszufinden, was diese Menschen auszeichnet. In einem so breiten Personenmix – von Künstlern über Wissenschaftler bis hin zu Politikern – fand er natürlich gewisse Unterschiede, deckte aber gleichzeitig auch viele Gemeinsamkeiten auf.

In jedem einzelnen Fall nannten die Menschen ihre Arbeit als eine der wichtigsten Freuden ihres Lebens. Csikszentmihalyi wies auch auf die Wichtigkeit vieler Dinge hin, die auch für dich gelten: Dinge wie langfristiges Durchhaltevermögen, Disziplin, Aufmerksamkeit und Neugier. Außerdem achteten alle Interviewten sehr darauf, sich um ihre Gesundheit und Leistungsfähigkeit zu kümmern, und jeder von ihnen hatte durch jahrelanges Ausprobieren gelernt, ein gutes Arbeitsumfeld und produktive Gewohnheiten zu schaffen (Csikszentmihalyi, 1996).

Wie du siehst, spielen verschiedene Dinge eine Rolle für den Erfolg im Leben. Ich kann dir mit diesem Buch nicht sagen, was dich begeistert und welcher Tätigkeit du dich widmen solltest, aber ich kann dir helfen, deine Leistungsfähigkeit in deiner Tätigkeit, in deinem Arbeitsumfeld zu optimieren. Ich zeige dir, wie du deine Ernährung gestalten kannst, um deine Konzentrationsfähigkeit deutlich zu steigern. Außerdem erfährst du, wie viel Bewegung du in deinen Alltag integrieren solltest, um dich fitter und vitaler zu fühlen. Dazu bekommst du diverse Tipps, wie du besser schläfst und dadurch deine Leistungsfähigkeit verbesserst. Du musst nicht dein Leben lang ausprobieren, was genau dir hilft, um langfristig erfolgreich zu sein. Die Anleitung für deinen Erfolg liegt mit diesem Buch und meinem High-Performing-Konzept vor dir.

Bevor es nun losgeht, möchte ich dir noch sagen, was das High-Performing-Konzept kann – und was es nicht leisten kann.

Was kann das High-Performing-Konzept leisten?

- Es gibt Richtlinien, aber keine starren Regeln in diesem Konzept. Du wirst flexibel entscheiden können, wann du was isst, aber auch die physischen und psychischen Auswirkungen deiner Entscheidungen kennen.
- Du wirst konzentrierter und aufnahmefähiger sein. Wann am Tag, entscheidest du.
- Dein Erfolg im Beruf wird sich erhöhen, da du in kürzerer Zeit mehr Arbeit erledigen kannst.
- Du wirst nicht den ganzen Tag nur an Essen denken, denn du kannst alles essen, was du willst.
- Neben vielen kurzfristigen Vorteilen hast du auch weitere lang-

fristige Vorteile: Das Risiko einiger schwerer Krankheiten, wie Diabetes und Krebs, kann sich deutlich reduzieren.

Was kann das High-Performing-Konzept nicht leisten?

- Sehr wahrscheinlich wirst du allein dadurch Gewicht verlieren, indem du mehr auf deine Ernährung achtest, aber beachte, dass mein High-Performing-Konzept nicht das Primärziel hat, dass du abnimmst. Es gibt sehr viele gute Konzepte, um abzunehmen. Letztendlich ergibt sich ein Erfolg dessen aber immer durch ein Kaloriendefizit. Das vorliegende Buch ist jedoch nicht das Tausendste Diätbuch!
- Um langfristig gesund und leistungsfähig zu sein, ist es wichtig, dass du auf alle Bereiche deines Lebens achtest, nicht nur auf die in diesem Buch beschriebenen Bereiche Ernährung, Sport und Schlaf. Auch ein gut funktionierendes Konzept wird keine tiefgreifenden Probleme in deinem Privatleben oder deiner grundlegenden Zufriedenheit beheben können.
- Wenn du mit Essstörungen zu kämpfen hast (sei es starkes Unter- oder starkes Übergewicht), solltest du einen Arzt aufsuchen und mit ihm weitere Schritte besprechen, aber nicht die Konzepte in diesem Buch anwenden. Dieses Buch kann dir jedoch helfen zu verstehen, welche Prozesse in deinem Körper ablaufen.

Worum es geht

Bestimmt hast du schon vom sogenannten intermittierenden Fasten (oder Intervallfasten) als Diätform gehört, um einfach und in kurzer Zeit Gewicht zu verlieren. Diese Essensform hat außerdem noch weitere Vorteile, die selten Erwähnung finden:

Deine Energielevel schnellen in der Fastenphase nach oben, obwohl der Körper in der Zeit „unterernährt" ist. Du fühlst dich vitaler und ausgeruhter. Du nimmst Essen viel intensiver wahr, weil sich Verzicht und Genuss abwechseln. Deine Disziplin, die du durch das Fasten stärkst, überträgt sich auf die anderen Bereiche deines Lebens.

In diesem Buch erfährst du, warum die Vorteile des intermittierenden Fastens auftreten und wie du sie nutzen kannst, um leistungsfähiger zu sein. Durch Anwendung des intermittierenden Fastens und weiterer Prinzipien entsteht das High-Performing-Konzept, das dich psychisch und physisch stärker macht. Ich könnte dir jetzt einfach die Grundzüge des High-Performing-Konzeptes nennen, und es würde zu 80 % funktionieren: Iss gesund, faste 16 Stunden am Tag, mach regelmäßig Sport und schlaf jede Nacht mindestens acht Stunden. Das Konzept ist jedoch darauf ausgerichtet, dass du es dein ganzes Leben ausführst. Daher ist es unabdingbar, dass du das „Warum" hinter dem Konzept verstehst – denn wenn du nicht verstehst, warum du diese Richtlinien befolgst, dann ist die Wahrscheinlichkeit gering, dass du diese langfristig beibehältst.

Noch Zweifel? Probier es aus!

Vielleicht fragst du dich, warum so wenige Menschen das Konzept des intermittierenden Fastens ausführen und kennen, wenn es doch so erfolgsversprechend ist. Das liegt daran, dass seit Jahrzehnten Ernährungsmythen bestehen, mit denen wir indoktriniert werden, obwohl es dafür keine wissenschaftliche Begründung gibt. Mythen wie „das Frühstück ist die wichtigste Mahlzeit des Tages" und „Kohlenhydrate am Abend machen dick" werde ich in diesem Buch entkräften.

Neu ist das Konzept des interemittierenden Fastens nicht: Im Fitness- und Kraftsport wird es bereits seit einigen Jahren erfolgreich ausgeführt, weswegen es zum einen eine große Studienlage zu der Ernährungsform gibt (ich arbeite evidenzbasiert, alle getroffenen Aussagen in diesem Buch sind wissenschaftlich belegt, schaue dir dazu das Literaturverzeichnis am Ende des Buches an), zum anderen gibt es auch Tausende von Menschen, die langfristig mit dieser Ernährungsweise leben.

Ich habe für dich einige Anpassungen an der Variante für Kraftsportler vorgenommen, damit du das Konzept ausgerichtet auf deine Ziele durchführen kannst. Freu dich, dass du das Leben bald deutlich besser genießen kannst und gleichzeitig leistungsfähiger in Studium und Beruf bist sowie ein ausgewogeneres Verhältnis von Arbeit und Privatleben hast.

Deswegen kann ich dir helfen

Bis hierhin habe ich dir viel über das High-Performing-Konzept erzählt, aber noch nichts über mich. Ich bin Yannick und beschäftige mich seit meiner Kindheit mit Sport und Ernährung. Bereits mit 14 Jahren hatte ich meinen ersten Job als Übungsleiter eines Schwimmteams. Sport nahm also schon immer einen großen Teil meines Lebens ein, und ich verstand zunehmend, wie ich meinen Körper und mein Wohlbefinden durch zielgerichtete Ernährung beeinflussen kann. Noch während meines BWL-Studiums entstand die Idee für dieses Buch. Wie kann ich mich am besten ernähren, um konzentrierter arbeiten zu können und so in weniger Zeit mehr zu lernen? Schnell merkte ich, dass mir Detailwissen fehlte. Daraufhin entschied ich mich, neben dem Studium ein Zertifikat zum Ernährungsberater zu machen. Wie ich mir das alles finanzierte? Neben dem Studium hatte ich bis zu drei Jobs gleichzeitig, arbeitete als Eventmanager, auf der Baustelle und als Promoter bei großen Messen wie der Gamescom. Wie ich das zeitlich alles schaffte? Wenn ich an manche Tage zurückdenke, ist mir bis heute ein Rätsel, wie ich mit so wenig Schlaf auskam. Was ich aber sicher sagen kann: Ohne richtige Ernährung in der Zeit, körperlicher Betätigung und Intervallfasten hätte ich es nicht geschafft! Dieser sehr intensiven Zeit folgte schon bald eine weitere. Nach dem Studium fing ich in einem der größten Wirtschaftsprüfungsunternehmen der Welt an, was bedeutete, dass ich von nun an jenseits von 60 Stunden pro Woche arbeitete – jetzt allerdings auf einem Bürostuhl. Dort merkte ich noch deutlicher, dass der Körper gemacht ist, um sich zu bewegen! Schnell integrierte ich trotz der enormen Arbeits- und Reisezeit den täglichen Sport in meinen Alltag. Dazu perfektionierte ich das Konzept von High-Performing, um einen maximalen Erfolg zu garantieren. Im Laufe der Zeit erzählte ich Arbeitskollegen und Freunden von der Idee, die dann begannen, Teile der Vorgehensweise zu adaptieren – mit durchschlagendem Erfolg. Weniger Müdigkeit, mehr Leistung, optimales Wohlbefinden. Das sind auch die Versprechen, die ich dir mit diesem Buch mache! Um mich voll darauf konzentrieren zu können, das Konzept auszuarbeiten, kündigte ich meinen Job und startete durch. Ich nahm eine Auszeit, flog nach Thailand und Indonesien, um mich voll auf das Schreiben des Buches konzentrieren zu können. Nebenbei absolvierte ich die Fitnesstrainer-A-Lizenz, um den menschlichen Körper noch besser zu verstehen. Vor dir liegt nun das Ergebnis all meiner Erfahrungen, die ich bereits in verschiedenen Branchen sammeln konnte.

Du möchtest sofort starten? Hier ist deine Abkürzung!

Im Kapitel „Das Wichtigste auf einen Blick" (siehe Seite 129) habe ich dir einen 10-Punkte-Plan erstellt, sodass du mit dem High-Performing-Konzept sofort starten kannst, obwohl du das Buch noch nicht im Detail gelesen hast. Am besten schaust du dir diesen Plan vorab an, damit du beim Lesen des Buches weißt, welche Punkte für dich besonders interessant sein könnten.

Ernährung – der Treibstoff deines Erfolgs

Um den grundsätzlichen Gedanken hinter meinem Konzept zu verstehen, zeige ich dir, welche Ernährung für den Körper natürlich ist und wie die einzelnen Nährstoffe in unserem Körper funktionieren. Nicht immer wird es dir möglich sein, das Konzept hinter „High-Performing" strikt zu befolgen, daher ist es wichtig, eigenständig Anpassungen vornehmen zu können. Dies funktioniert nur mit einem Grundverständnis der Ernährungswissenschaften.

Die Geschichte der Ernährung – was wir aus der Vergangenheit lernen können

Für fast alle Tiere ist es normal, dass es sowohl Perioden gibt, in denen nichts gefressen wird, als auch solche, in denen es einen Überfluss an Nahrung gibt. Man denke nur an einen Löwen, der durch die Wildnis streift, um eine Gazelle zu reißen. Oft findet er erst nach Stunden seine Beute – wenn er sie aber dann erlegt hat, hat er mehr Futter, als in seinen Magen passt.

Wie die Gene der Tiere sind auch unsere dafür geschaffen, zeitweise auf Nahrung verzichten zu müssen und zeitweise ein Überangebot zu haben. Das liegt in unserer Vergangenheit begründet. Bis zur Entdeckung der Agrarkultur vor etwa 10.000 Jahren musste Nahrung noch über das Jagen, Fischen und Sammeln beschafft werden. Da sich Gene nur über Hunderttausende Jahre durch natürliche Selektion entwickeln, gleicht unser Genpool von heute fast gänzlich dem in der Zeit vor 10.000 Jahren (Eaton, Shostak, & Konner, 1988). Daraus folgt aufgrund gleicher Genetik für uns, dass wir unsere Ernährung und den Zeitpunkt der Nahrungsaufnahme an die damaligen Begebenheiten anpassen sollten – denn nach Darwin und seiner weltbekannten Evolutionstheorie haben genau die Menschen überlebt, die zu dieser Zeit am besten angepasst waren. Allerdings gab es auch damals geografische Unterschiede in der Ernährung. So variierte beispielsweise das Verhältnis von tierischen zu pflanzlichen Lebensmitteln von 99 : 1 (Nunamiut, Ureinwohner von Alaska) bis zu 26 : 74 (Gwi, Ureinwohner von Teilen Afrikas) (Miller, Mann, & Cordain, 2009). Alle Ernährungsformen hatten aber zwei Dinge gemeinsam: zum einen die Verwendung von unverarbeiteten Lebensmitteln und zum anderen das vollkommene Fehlen von (Voll)Kornprodukten (Brot, Cerealien, Reis und Nudeln), von Milchprodukten, hinzugefügtem Salz, raffinierten Ölen und Zucker.

Konkret bedeutet das für dich, dass du dich immer an die Grundpfeiler der damaligen Ernährung orientieren solltest, um einen gesunden Körper zu haben. Dazu gehört ein Tagesablauf, der nicht eine ständige Essenszufuhr beinhaltet (darauf gehe ich genau im Kapitel zum Thema Fasten ein, siehe Seite 59), wenn du leistungsfähig sein möchtest. Außerdem solltest du möglichst viele unverarbeitete Lebensmittel essen, um Mangelerscheinungen vorzubeugen und für einen gesunden Körper zu sorgen (was passieren kann, wenn du Mangelerscheinungen hast, erfährst du im Kapitel zu den Mineralstoffen und Vitaminen, siehe Seite 36). Als Faustformel möchte ich dir die „80/20-Prinzip" auf den Weg mitgeben: Wenn du 80 % der Lebensmittel in unverarbeiteter Form zu dir nimmst, kannst du 20 % verarbeitete Lebensmittel essen, um ein ausreichendes Maß an Nährstoffen zu dir zu nehmen. Die Prozentangaben beziehen sich hierbei auf die eingenommenen Tageskalorien. Bitte achte dabei aber darauf, dass du – und auch das können wir von der evolutionären Ernährungsweise lernen – möglichst viele verschiedene Lebensmittel, insbesondere Obst und Gemüse, isst, um ein volles Spektrum der Vitamine und Mineralstoffe zu erhalten. Vor 10.000 Jahren wurden in einem Jahr mehr als 100 verschiedene Obst- und Gemüsesorten pro Person gegessen. Ich erwarte von dir nicht, dass du alle drei bis vier Tage eine neue Sorte für dich entdeckst, sondern ein Bewusstsein dafür entwickelst, dass dir jede neue Sorte Obst und Gemüse einen Mehrwert geben kann.

Praxistipp

Eine einfache Herangehensweise, um deinen Konsum von Obst und Gemüse systematisch zu erhöhen, ist die „5-4-3-2-1-Regel":

1. 5 verschiedene Sorten Obst bzw. Gemüse pro Tag
2. 4 Portionen Obst bzw. Gemüse pro Tag (eine Portion entspricht einer Hand voll)
3. 3 verschiedene Farben sollten das Obst bzw. Gemüse haben.
4. 2 verschiedene Sorten Gemüse sollten möglichst häufig pro Mahlzeit kombiniert werden.
5. 1 Gemüse sollte pro Woche verzehrt werden, das in der Vorwoche nicht verzehrt wurde.

Mit dieser Regel wirst du den meisten Mangelerscheinungen (siehe Kapitel zu den Mineralstoffen und Vitaminen, Seite 36) vorbeugen können (Acker, 2018).

Einen Leitsatz möchte ich dir noch mitgeben, mit dem du das Thema Ernährung hoffentlich in Zukunft gelassener sehen kannst: Es macht einen großen Unterschied für den Körper, wenn du dich statt schlecht gut ernährst, aber nur noch einen kleinen Unterschied, wenn du dich statt gut sehr gut ernährst. Das heißt: Eine gesunde Basis ist sehr wichtig für den Körper. Wenn diese Basis stimmt, dann hat der Körper keine Probleme, auch mal Fast Food oder Ähnliches zu verarbeiten. Letztendlich geht es darum, dass du eine gute Balance zwischen gesunden Lebensmitteln und Genussmitteln findest, denn nur ein gesunder Körper kann Höchstleistungen vollbringen.

Grundlagen der Ernährungslehre

In diesem Kapitel möchte ich dir erklären, welche Funktionen die einzelnen Makronährstoffe (Kohlenhydrate, Fette und Eiweiße) und Wasser haben und welche Folgen es für dich haben kann, wenn du die Makronährstoffe in einem ungesunden Maß zu dir nimmst. Mein High-Performing-Konzept ist nicht nur darauf ausgelegt, dass du kurzfristig konzentriert arbeiten kannst, sondern auch langfristig gesund bleibst und Erfolge erzielst, weswegen eine ganzheitlich ausgewogene Ernährung unerlässlich ist.

Kohlenhydrate

Kohlenhydrate sind die Grundbausteine der Pflanzen, kommen also in der Natur sehr häufig vor. Sie setzen sich aus den Einfachzuckern (Monosacchariden), Zweifachzuckern (Disaccharide), Mehrfachzuckern (Oligosaccharide) und Vielfachzuckern

(Polysaccharide) zusammen. Trotz der Häufigkeit im natürlichen Lebensraum des Menschen ist es der einzige Makronährstoff, der für ihn nicht essenziell, das heißt lebensnotwendig, ist. Das bedeutet, dass ein Mensch gänzlich ohne extern zugeführte Kohlenhydrate überleben könnte, was daran liegt, dass der Körper in der Lage ist, aus anderen Stoffen Kohlenhydrate selbst herzustellen (Glukogenese).

Praxistipp

In diesen Lebensmitteln sind viele Kohlenhydrate enthalten:

Nudeln, Kartoffeln, Reis, Müsli, Glasnudeln, Gebäck, Marmelade, Gummibärchen, Brot, Popcorn, Fruchtsäfte, Obst, Bier, Limonade

---

Wirkung der Kohlenhydrate im Körper

Der Körper verwendet Kohlenhydrate als Energielieferant, dabei entscheidet die Art des Kohlenhydrates über die Verwendung im Körper. Da der Körper bestrebt ist, alle Kohlenhydrate in Monosaccharide umzuwandeln, um diese besser verarbeiten zu können, möchte ich dir den Wirkungsmechanismus von Kohlenhydraten anhand des Einfachzuckers Traubenzucker näher erläutern.

Traubenzucker gelangt unter anderem über die Darmwand in das Blut, wodurch der Blutzuckerspiegel steigt. Daraufhin schüttet der Körper das Hormon Insulin aus, das dafür sorgt, dass Nährstoffe aus dem Blut in Zellen aufgenommen werden – also auch Traubenzucker. Dieser wird in der Leber und in den Muskeln als Glykogen gespeichert bzw. sofort in Energie umgewandelt. Infolgedessen sinkt der Blutzuckerspiegel wieder, was auch eine Absenkung des Insulinspiegels zur Folge hat. Dieser Prozess ist wichtig für den Grundgedanken des High-Performing-Konzeptes, daher werde ich später näher darauf eingehen (siehe Seite 119).

Bei der typischen, westlichen Ernährungsweise kann es sein, dass diese natürliche Regulation des Blutzucker- und Insulinspiegels nicht mehr gut funktioniert. Im schlimmsten Fall spricht man von einer Insulinresistenz, bei der auch eine große Menge Insulin die Zellen nicht mehr öffnet, sodass der Blutzuckerspiegel hoch bleibt, egal wie viel Insulin ausgeschüttet wird.

Entstehung einer gestörten Insulinregulation

Es gibt verschiedene Einflussfaktoren, die die Entstehung einer Insulinresistenz begünstigen können. Ein Grund dafür ist eine Überversorgung von Kohlenhydraten. Da zu viel Traubenzucker schädlich für das Innere der Zellen ist, schließen diese als Schutzmechanismus ihre Öffnungen, sobald zu viel davon im Blut ist, obwohl Insulin die Zellen eigentlich offen hält. Das Insulin wirkt in diesem Fall nicht mehr; man spricht dann von einer Insulinresistenz. Daraus resultiert, dass der Blutzuckerspiegel sehr hoch bleibt.

Ein weiterer Grund für eine mögliche Insulinresistenz ist ein erhöhtes Stresslevel, das durch das Hormon Cortisol erzeugt wird (dazu später mehr, siehe Seite 89). Die Ursache dafür liegt auch in Mechanismen begründet, die sich in der Zeit gebildet haben, als der Mensch noch Jäger und Sammler war. In stressigen Situationen, in denen der Steinzeitmensch kämpfen oder fliehen musste, ist es von Vorteil gewesen, wenn Traubenzucker als schnelle Energiequelle hoch konzentriert im Blut zur Verfügung stand - denn weder Nerven benötigen Insulin zur Aufnahme von Traubenzucker noch Muskeln bei größerer Anstrengung. Dadurch stand der gesamte verfügbare Traubenzucker in den Situationen für Gehirn und Muskeln zur Verfügung. Gerade in der Arbeitswelt kommt aber die Stresssituation deutlich häufiger vor als früher in der Steinzeit, was eine Insulinresistenz fördern kann. Zu viel Stress ist also schlecht für dich!

Außerdem führt der Mangel an körperlicher Betätigung zu einer Insulinresistenz, da der oben beschriebene Prozess (Aufnahme und Verarbeitung von Kohlenhydraten) ohne Sport stark abgeschwächt wird (Frosig, et al., 2007). Darauf werde ich im Kapitel zu Sport und Ernährung nochmal genauer eingehen (siehe Seite 83).

Die häufigste Ursache für eine gestörte Insulinregulation ist jedoch eine Fettleber, die durch häufigen Alkoholkonsum und einer zuckerhaltigen Ernährung entstehen kann. Diese ist durch die Bildung von Fett derart belastet, dass sie keine Kohlenhydrate mehr aufnimmt. Dadurch kann auch die oben beschriebene automatische Regulation des Blutzuckerspiegels nicht mehr stattfinden. Letztlich führt das wieder zu einem permanent hohen Blutzuckerspiegel, der mit einem ständig hohen Insulinspiegel einhergeht.

Folgen einer gestörten Insulinregulation

Bei der westlichen Lebensart (Überversorgung an Kohlenhydraten, Alkoholkonsum, Fettkonsum, Stress, Mangel an Bewegung) ist also häufig der Fall, dass die Regulierung des Insulinspiegels im Körper gestört ist. In dem Fall beginnen Leber und Muskeln,

Traubenzucker erst bei einem deutlich höheren Insulinspiegel als normal aufzunehmen, was in Korrelation zu einer ständig deutlich höheren Konzentration von Zucker im Blut steht. Die Bauchspeicheldrüse, die das Insulin herstellt, muss also dauerhaft mehr Insulin herstellen als üblich. Aufgrund dieser Überbelastung ist es möglich, dass die Bauchspeicheldrüse ihre Arbeit komplett einstellt, was im Krankheitsbild Diabetes resultiert.

Da, wie oben beschrieben, ein hoher Insulinspiegel grundsätzlich zu einer erhöhten Aufnahme von Nährstoffen in die Zellen führt, ist auch die Regulation des Fettgewebes gestört. Ein hoher Insulinspiegel kann demnach ebenso zu einem höheren Aufbau von Fettgewebe, insbesondere am Bauch, führen. Auch die Leber ändert ihr Verhalten bei einem dauerhaft hohen Insulinspiegel: Sie beginnt die aufgenommenen Kohlenhydrate in Fett umzuwandeln und gibt dieses wieder an das Blut ab, was in höheren Blutfettwerten (Triglyceride) resultiert. Weiterhin verändert sich die Entstehung von Cholesterin im Blut: Es wird vermehrt „Typ B"-Cholesterin gebildet, das sich im Gegensatz zum „Typ A"-Cholesterin in den Gefäßen ablagern kann. Diese beiden Effekte beeinflussen maßgeblich den Fettstoffwechsel und können zu der Krankheit Atherosklerose (Verkalkung der Blutgefäße), Herzinfarkt und schließlich zum Tod führen.

Außerdem führt ein hoher Insulinspiegel häufig zu Bluthochdruck, da die Nieren bei einem hohen Insulinspiegel deutlich weniger Natrium abbauen. Ein Körper mit Krankheiten wie Atherosklerose, Diabetes und einer Fettleber ist zusätzlich anfälliger für Demenz, Gicht und Krebs.

Vermeidung einer gestörten Insulinregulation

Wie beschrieben ist ein großer Treiber der gestörten Insulinregulation eine ständige Zufuhr von Kohlenhydraten. Wäre es daher gut, Kohlenhydrate komplett wegzulassen oder stark zu reduzieren? Tatsächlich hätte das einen Vorteil für die Regulation des Körpers. Wie du bereits gelesen hast, benötigt der Körper keine Kohlenhydrate, um überleben zu können. Trotzdem möchte ich dir diese Empfehlung nicht geben – und zwar aus einem einfachen Grund: Mein High-Performing-Konzept ist darauf ausgelegt, dass du ein Leben lang daran Spaß hast. Ich möchte dir nicht verbieten, auf viele Lebensmittel dauerhaft verzichten zu müssen, denn ein gesundes Maß an Kohlenhydraten ist nicht schädlich für den Körper. Eine Verminderung des Risikos einer gestörten Insulinregulation erreichst du, indem du dir Zeiträume am Tag nimmst, an denen du wenig bis keine Kohlenhydrate isst: Ernähr dich über die meisten Stunden des Tages mit wenig Kohlenhydraten: In 20 Stunden des Tages solltest du weniger als 30 g Kohlenhydrate zu dir nehmen, die insbesondere aus Gemüse resultieren. Iss Kohlenhydrate nur in den restlichen vier Stunden, optimalerweise sogar in nur einer Mahlzeit. Studien haben gezeigt, dass das eine gestörte Insulinregulation verhindern kann (Mattson & Wan, 2005).

Ist Zucker schlecht?

Zunächst hat jedes Kohlenhydrat (dazu zählt auch Haushaltszucker) 4,1 Kilokalorien (kcal) pro Gramm. Wenn du also 100 g Kohlenhydrate aus Haushaltszucker zu dir nehmen würdest, hätte das die gleichen Auswirkungen auf dein Gewicht wie eine Aufnahme von 100 g Kohlenhydraten beispielsweise aus Haferflocken. Würdest du den ganzen Tag nur Gummibärchen essen und dadurch weniger Kalorien als benötigt zu dir nehmen, verlierst du zwar Körperfett, allerdings würdest du dich nach wenigen Tagen sehr schlecht fühlen.

In unverarbeiteten Lebensmitteln, wie zum Beispiel Hafer-flocken, Kartoffeln und Obst, sind, im Gegensatz zum Zucker, viele weitere Nährstoffe enthalten, die deinen Körper gesund machen. Dazu zählen unter anderem Ballaststoffe, Vitamine und Mineralstoffe. Daher solltest du dir angewöhnen, möglichst viele unverarbeitete Lebensmittel zu essen, um einen gesunden Körper zu bekommen. Ein Zwang muss das aber nicht werden: Wenn du ab und zu eine Tafel Schokolade oder eine Pizza isst, kann der Körper damit sehr gut umgehen.

Exkurs: Glykämischer Index

Der glykämische Index (GI) ist eine Maßeinheit für Lebensmit-tel, wie stark diese auf den Blutzuckerspiegel wirken. In einem intakten Körper führt dies relativ gesehen auch zu einem höhe-ren, darauffolgenden Insulinausstoß. Daher gilt: Lebensmittel mit hohem GI führen zu einem hohen Blutzuckerspiegel und einem hohen Insulinspiegel. Als Referenzwert ist der GI von Glukose mit einem Wert von 100 definiert; das ist gleichzeitig auch der größtmögliche Wert. Reine Glukose verursacht also den stärksten Anstieg des Blutzuckerspiegels. Lebensmittel wie Reis (GI von 87), gekochte Kartoffeln (78) und Weißbrot (73) ha-ben einen hohen GI, während Äpfel (38) und Möhren (47) einen kleinen GI haben. Beachte dabei aber, dass sich der GI immer auf die Wirkung eines Gramms Kohlenhydrate bezieht, das ent-halten ist. Daher haben zwar Kartoffeln einen hohen GI, aber pro 100 g nur 15 g Kohlenhydrate, während Weißbrot 45 g Koh-lenhydrate pro 100 g besitzt. Die Auswirkung auf den Blutzu-ckerspiegel ist also bei dem Verzehr von 100 g Weißbrot höher als bei dem Verzehr von 100 g gekochter Kartoffeln, obwohl der

GI der gekochten Kartoffeln höher ist.

Fette

Neben Kohlenhydraten kann der Körper auch Fette als Energielieferant nutzen. Während die Speicher bei Kohlenhydraten begrenzt sind (je nach Körperbau können 2000 bis 2500 kcal aus Kohlenhydraten als Glykogen im Körper gespeichert werden), kann eine nahezu unbegrenzte Menge an Kalorien aus Fett gespeichert werden. Mit etwa 9 kcal pro Gramm verfügt Fett auch über eine deutlich höhere Kaloriendichte als Kohlenhydrate und Eiweiß (jeweils ungefähr 4 kcal pro Gramm). Es wird eine Klassifizierung in gesättigte, einfach ungesättigte und mehrfach ungesättigte Fettsäuren vorgenommen.

Praxistipp

In diesen Lebensmitteln sind viele Fette enthalten:

Butter, Öl, Lachs, Avocados, Nüsse, Eier, Käse und Speck

Wirkung und Funktion der Fette im Körper

Neben der Funktion der gesättigten und einfach ungesättigten Fettsäuren als Energielieferant haben vor allem mehrfach ungesättigte Fettsäuren besondere Aufgaben im Körper. So dienen diese als Baustoff für Zellwände und bilden außerdem Immunstoffe. Da sie nicht vom Körper selbst hergestellt werden können und extern zugeführt werden müssen, zählen mehrfach ungesättigte Fettsäuren zu den essenziellen Nährstoffen. Ein kompletter Verzicht auf Fett ist daher nicht möglich.
Der Argumentation der vielen Kalorien von Fett folgen aber Befürworter von Low-Fat-Diäten. Diese begrenzen die Zufuhr auf ein Mindestmaß, um mit einer kleinen Nahrungsmenge vergleichsweise viele Kalorien einzusparen. Doch das ist nicht ohne Folgen: Der Konsum von Fett hat maßgeblichen Einfluss auf unseren Hormonhaushalt. Eine zu geringe Einnahme (weniger als 1 g pro Kilogramm Körpergewicht) kann bei Frauen beispielsweise sogar dazu führen, dass die Menstruation ausbleibt! Bei Männern drückt sich eine geringe Fettzufuhr (weniger als 0,8 g pro Kilogramm Körpergewicht) unter anderem in Lustlosigkeit aus, da die Menge an gebildetem Testosteron sinkt (Horn, 2018).

Ursachen und Folgen eines gestörten Omega-3- zu Omega-6-Verhältnisses

Mehrfach ungesättigte Fettsäuren werden in Omega-3- und Omega-6-Fettsäuren gruppiert und wirken sich unterschiedlich auf unsere Gesundheit aus. Aus ihnen werden zwei verschiedene Eicosanoide gebildet (Botenstoffe des Immunsystems). Während die Omega-6-Eicosanoide Entzündungen fördern, werden sie durch Omega-3-Eicosanoide gehemmt. Beide Stoffe sind also wichtig für den Körper, sollten aber im richtigen Verhältnis zueinander vorhanden sein. In der typischen, westlichen Ernährung sind deutlich mehr Omega-6- als Omega-3-Fettsäuren enthalten (ungefähr im Verhältnis 20 : 1), wobei eigentlich ein Verhältnis von 2 : 1 bis 5 : 1 gesund wäre. Omega-3-Fettsäuren können auch bei einer ausgewogenen Ernährung in einem Missverhältnis zu Omega-6-Fettsäuren stehen. Das liegt daran, dass durch die heutige Fütterung von Tieren das Fleisch, das wir verzehren, einen deutlich höheren Anteil an Omega-6-Fettsäuren hat, als es natürlicherweise der Fall wäre. Die Industrie der Massentierhaltung füttert die Tiere in ihrem Optimierungswahn mit möglichst günstigem Futter, die vor allem Omega-6-Fettsäuren enthalten. Bei einer artgerechten Ernährung der Tiere, beispielsweise durch Fütterung mit Gräsern statt Mais, wäre das Verhältnis intakt.

Letztlich führt das Missverhältnis dazu, dass im Körper ein eher entzündungsförderndes Milieu vorhanden ist, was zu Gesundheitsproblemen wie Allergien, Arthritis, psychischen Gesundheitsproblemen (Depressionen), Aufmerksamkeitsdefizitproblemen und neurologischen Störungen führen kann. Um auf das richtige Verhältnis zu kommen, kannst du entweder deinen Konsum an Omega-6-Fettsäuren reduzieren, indem du weniger

Lebensmittel wie Sonnenblumenöl, Fleisch aus Massentierhaltung und Butter isst, oder mehr Omega-3-Fettsäuren aus Quellen wie Lachs, Leinöl oder frischem Thunfisch zu dir nehmen.

Verringert Fett den Insulinausstoß?

Vielleicht hast du schon mal gehört, dass die zusätzliche Aufnahme von Fett zu einer kohlenhydratreichen Mahlzeit den Insulinausstoß verringert. Laut Studien ist dies nicht der Fall (Collier & O'Dea, 1983): Fettreiche Lebensmittel können sogar ebenfalls einen Insulinausstoß verursachen, obwohl sie keinen Blutzuckerausstoß bewirken, dieser ist aber weitaus geringer als bei den anderen Makronährstoffen (Holt, Miller, & Petocz, 1997).

Fettreiche Lebensmittel werden länger verdaut als Kohlenhydrate sowie Proteine und haben daher trotzdem einen Einfluss auf den Verlauf des Insulinspiegels, da sie die Verdauung der anderen Nährstoffe im Magen zeitlich hemmen. Der insgesamt gesehene Insulinausstoß ist damit weniger stark und schnell, sondern moderat, dafür ausdauernder. Dadurch ist die Belastung für die Bauchspeicheldrüse weniger auf einen Zeitpunkt konzentriert.

Macht Fett fett?

Fett macht nicht dick, sondern ein Kalorienüberschuss! Dieser ist durch seine hohe Kaloriendichte bei einem hohen Fettkonsum schnell erreicht. Du solltest jedoch täglich ein Mindestmaß an Fetten zu dir nehmen, damit dein Körper gesund funktionieren kann. 1 g Fett pro Kilogramm Körpergewicht ist dabei eine gute Faustregel.

Eiweiße

Eiweiße werden im Körper als Transportmittel und Bausubstanzen eingesetzt. Auch eine Nutzung als Energieträger ist möglich, dies geschieht jedoch nur über Umwege im Körper, da der Körper Eiweiße nur in Notsituationen verbrennt. Der Körper muss bei der Verbrennung eine große Menge Energie investieren, wodurch die Verwendung von Eiweißen als Energielieferant wenig effizient ist. Eiweiße bestehen aus Aminosäuren, die wie eine Kette aneinandergereiht sind. Je nach Zusammensetzung der Aminosäuren entstehen unterschiedliche Stoffe, die verschiedene Aufgaben haben. Dabei gibt es Aminosäuren, die der Körper selbst herstellen kann, aber auch acht Aminosäuren, die extern zugeführt werden müssen und daher essenziell sind.

Praxistipp

In diesen Lebensmitteln sind viele Eiweiße enthalten:

Eier, Fleisch, Milchprodukte, Fisch, Hülsenfrüchte, Nüsse, Bohnen, Soja

Wirkung und Funktion von Eiweißen im Körper

Nach Aufnahme von Eiweißen werden diese vom Körper in freie Aminosäuren zerlegt und dann im Darm aufgenommen. Neben den extern zugeführten Eiweißen wandelt der Körper auch bereits verwendete wieder in einzelne Aminosäuren um. In den Zellen bildet sich daraus der Aminosäuren-Pool, aus dem dann wiederum Körpereiweiße hergestellt werden. Körpereiweiße sind die Eiweiße, die der Körper als Baustoff verwendet. Im Gegensatz zu den Depots von Fetten und Kohlenhydraten hat der Körper keine Speichermöglichkeiten für Eiweiße. Durch die ständig ablaufenden Prozesse, die auch stattfinden, wenn keine

Nahrung aufgenommen wird, kann der Körper ständig auf einen Aminosäure-Pool zugreifen. Nimmt der Körper zu viele Eiweiße, zum Beispiel in Form von Milchprodukten oder Fleisch, auf, werden die überschüssigen Aminosäuren zu Energie verbrannt. Bei der Herstellung von Körpereiweißen aus den extern zugeführten und körpereigenen Aminosäuren entsteht Ammoniak, der für den Körper schädlich ist und über Leber und Niere abgebaut werden muss. Es ist daher wichtig, dass beide Organe funktionstüchtig sind. Außerdem solltest du auf eine ausreichende Wasserzufuhr achten, da Ammoniak über die Harnsäure ausgeschieden wird.

Biologische Wertigkeit von Eiweiß

Bei der Herstellung von Körpereiweiß ist wichtig, welche Aminosäuren dem Körper zur Verfügung stehen. Jedes Eiweiß braucht eine festgelegte Zahl von bestimmten Aminosäuren, damit es entstehen kann. Fehlen eine oder mehrere Aminosäuren, zum Beispiel aufgrund einer sehr einseitigen Ernährung, bei der jeden Tag die gleiche Eiweißquelle gegessen wird, kann das Eiweiß nicht gebildet werden. Es ist daher notwendig, dass die eingenommenen Nahrungsmittel ein möglichst komplettes Aminosäurespektrum haben. Die Maßzahl der biologischen Wertigkeit gibt an, wie vollständig das Aminosäureprofil eines Nahrungseiweißes ist. Eier haben als Referenzwert eine Maßzahl von 100. Hat ein Lebensmittel eine bessere biologische Wertigkeit, ist die Maßzahl höher, ansonsten niedriger. Eine Kombination von Lebensmitteln kann dazu führen, dass die biologische Wertigkeit einer Gruppe von Lebensmitteln zusammengenommen größer ist als einzeln, da sich diese perfekt ergänzen. Eine hohe biologische Wertigkeit wird grundsätzlich durch die Kombination von tierischen und pflanzlichen Lebensmitteln erreicht. Die beste Kombination besteht aus Kartoffeln und Ei bei einer biologischen Wertigkeit von 136. Bei einer ausgewogenen Ernährung aus tierischen und pflanzlichen Lebensmitteln ist das Risiko damit gering, dass es zu Mangelerscheinungen kommt.

Eiweiße und Insulinausstoß

Auch Eiweiße haben einen Insulinausstoß, wobei wir starke Insulinausstöße vermeiden wollen, um nicht in das parasympathische Nervensystem zu kommen, da wir in dem Fall weniger leistungsfähig wären (doch dazu später mehr, siehe Seite 64). Wie bereits im Kapitel zum Thema Fett erwähnt (siehe Seite 28), solltest du zu einer Portion Eiweiß möglichst auch Fett zu dir nehmen. Der Insulinausstoß bleibt zwar in der Summe gesehen gleich, allerdings kommt es durch das Fett zu einem verzögerten Abbau.

Praxistipp

Auch wenn sich die Thematik der biologischen Wertigkeit kompliziert anhört, kannst du beruhigt sein: Wenn du darauf achtest, etwas mehr Eiweiß zu essen und möglichst oft verschiedene pflanzliche und tierische Lebensmittel kombinierst, wirst du keine Mangelerscheinungen haben.

Wasser

Der menschliche Körper besteht zu etwa 70 % aus Wasser, wobei Männer einen grundsätzlich etwas höheren Anteil als Frauen haben, da sie weniger Fettgewebe als diese besitzen. Schon aufgrund der enthaltenen Menge im Körper wird deutlich, dass Wasser unser Lebenselixier ist und daher in ausreichender Menge konsumiert werden muss. Bestimmt hast du auch schon einmal zu wenig getrunken und daraufhin unter Konzentrationsschwächen und Kopfschmerzen gelitten. Neben der kurzfristigen Verminderung der Leistungsfähigkeit (Zhang, et al., 2018), sei es physisch oder psychisch, kann ein Wassermangel auch langfristig gravierende Folgen haben (Zhang, Du, Tang, Zheng, & Ma, 2017).

Funktion und Wirkung von Wasser

Doch zunächst einen Schritt zurück: Welche Funktionen und welche Wirkung haben Wasser im Körper? Neben der Wärmeregulation des Körpers ist besonders die Transportfunktion wasserlöslicher Stoffe eine wichtige Funktion. Der Wasserhaushalt hängt demnach eng mit dem Mineralstoffhaushalt zusammen. Das merkst du beispielsweise daran, dass dein Schweiß salzig schmeckt. Ein Mangel an Wasser kann auch zu einer suboptimalen Verteilung von Mineralstoffen führen (auf deren Funktionen gehe ich im entsprechenden Kapitel ein, siehe Seite 43). Theoretisch kann auch eine Mangelversorgung von Mineralstoffen deinen Wasserhaushalt negativ beeinflussen. Dieser tritt bei einer ausgewogenen Ernährung nur selten auf.
Außerdem wird Wasser für die Einlagerung von Kohlenhydraten benötigt, weswegen du besonders während der Kohlenhydrataufnahme am Abend auf eine ausreichende Flüssigkeitszufuhr achten solltest. Vor allem ist eine höhere Wasserzufuhr morgens wichtig: In der Nacht verlierst du sehr viel Wasser durch Trans-

piration.

Prävention von Wassermangel

Bestimmt ist dein natürlicher Instinkt, dass du genau dann trinken solltest, wenn du Durst hast. Tatsächlich ist der Körper dann jedoch bereits leicht dehydriert – und auch das wirkt sich bereits negativ auf die Leistungsfähigkeit aus. Es ist daher wichtig. dass du präventiv genug Wasser trinkst, um vorab eine leichte Dehydration zu vermeiden.

In der Literatur existieren verschiedene Richtwerte zur Ermittlung der richtigen Tagesmenge, die auch von äußeren Faktoren und vom Lebensstil abhängig sind. Wenn du leistungsfähig sein möchtest und täglich Sport treibst (dazu mehr im Kapitel zum Thema Sport, siehe Seite 86), solltest du pro 25 Kilogramm Körpergewicht einen Liter Wasser trinken. Ungesüßter Kaffee und Tee zählen ebenso dazu, solange du an Koffein gewöhnt bist.

Gerade in Extremsituationen, beispielsweise in sehr warmen Regionen, solltest du weitere Anzeichen deines Körpers beachten, um eine optimale Wasserversorgung zu gewährleisten. Eine sichere Methode ist der Urintest: Wenn der Urin eine dunkle Farbe hat, ist das ein Anzeichen für eine mögliche Dehydration. Je heller der Urin, desto wahrscheinlicher ist es, dass der Körper einen ausreichenden Wasserhaushalt hat. Dieser Test gilt natürlich nur, wenn du keinen Alkohol getrunken oder andere harntreibende Mittel wie Spargel zu dir genommen hast.

Beginne deinen Tag richtig!

Um nicht in die Dehydration zu gelangen, ist eine Vorsorge wichtig, beispielsweise indem du morgens nach dem Aufstehen ein großes Glas Wasser (500 ml) trinkst. Deine Zellen werden mit Wasser durchströmt, und du wirst wacher. Bitte bleib nach dem guten Start in den Tag dabei: Verzichte auf Softdrinks und Fruchtsäfte, trink dafür hauptsächlich Wasser, ergänzt durch ungesüßten Kaffee und/oder Tee. Lightgetränke sind theoretisch auch möglich, allerdings nicht empfehlenswert, da mögliche Langzeitfolgen nicht ausreichend erforscht sind.

Wassertrinken mit System

Bestimmt hast du schon mal eine große Menge Wasser auf einen Schlag getrunken und musstest schnell danach zur Toilette. Bei viel Flüssigkeit in kurzer Zeit speichert der Körper diese zu großen Teilen nicht, sondern schleust es nur durch. Daher: Lieber regelmäßig kleine Schlucke trinken. Nutze dein Smartphone oder bestimmte Apps, um dir Erinnerungen zu setzen, wann du Wasser trinken solltest. Je kontinuierlicher du trinkst, desto besser! Setz dir also einen Timer, der dich alle 30 Minuten oder noch häufiger erinnert, dass du etwas trinken solltest. Am besten hast du immer eine Wasserflasche in der Tasche, die du mit Leitungswasser auffüllen kannst. Leitungswasser hat in Deutschland eine sehr gute Qualität und kann bedenkenlos getrunken werden.
Sollten dir diese Methoden zu kompliziert sein, mach es dir einfach: Trink jede Stunde deines achtstündigen Arbeitstages ein Glas Wasser (0,3 l). Dadurch erreichst du eine Menge von 2,4 l und hast schon eine Grundmenge an Wasser in dir, die eine gute Ausgangsbasis darstellt.
Wenn du den Geschmack von Wasser nicht magst, solltest du Wege finden, um das Trinken schmackhafter zu machen. Neben ungesüßtem Tee und Kaffee (in Maßen) kannst du beispielswei-

se Zitronensaft zum Wasser geben. Im Sommer ist frische Minze im Wasser ebenfalls sehr erfrischend. Wenn dir das noch immer nicht reicht, kannst du Geschmackstropfen mit Süßstoff kaufen. Allerdings solltest du die nur in Maßen konsumieren, da die Wissenschaft bisher keine Einschätzung geben kann, ob der Konsum von Süßstoffen in großen Mengen über eine längeren Zeitraum schädlich ist.

Praxistipp

Trink Wasser mit System. Schon eine leichte Dehydrierung führt zu negativen Auswirkungen im Körper, wird jedoch von diesem zu spät erkannt. Die oben genannten Tipps können dir dabei helfen, um mehr Wasser zu trinken.

Vitamine und Mineralstoffe

Funktion von Vitaminen

Vitamine übernehmen eine Vielzahl an Aufgaben im Körper. Neben Stoffwechselvorgängen, Zellfunktionen, Blutgerinnung und Aufrechterhaltung des Immunsystems sind sie auch für die Bildung des Hormonsystems verantwortlich. Da sie in mehreren komplexen Vorgängen eine wichtige Rolle spielen, merkt man bei einem Mangel eines Vitamins, welche weitreichenden Konsequenzen dieser haben kann. Im Folgenden werde ich dir die Vitamine erläutern, deren Fehlen besonders häufig einen

Mangel erzeugen. Achtung: Durch die enge Verbindung von Vitaminen mit unserem Hormonsystem kann eine Unterversorgung schnell zu langfristiger Lust- und Antriebslosigkeit führen. Unterschätze also niemals die Wirkung von Vitaminen!

Vitamin B12

Fehlt dieses Vitamin, kommt es sehr häufig zu einer Mangelerscheinung, da es nur durch Bakterien hergestellt werden kann. Das heißt, es kommt in pflanzlichen Lebensmitteln nicht vor, weswegen besonders eine rein vegane Ernährung zu einem Vitamin-B12-Mangel führt. Bei einer omnivoren Ernährung (Ernährung aus tierischer und pflanzlicher Kost) entsteht normalerweise keine Mangelerscheinung, da genügend Vitamin B12 in tierischen Lebensmitteln enthalten ist. Eine unzureichende Vitamin-B12-Zuführ führt zunächst zu einer Blutarmut, da das Vitamin vor allem zur Blutbildung verwendet wird. Weitere typische Anzeichen für einen ersten Mangel sind Konzentrationsschwäche und ein Rückgang der Erinnerungsfähigkeit des Gehirns.

Bildet sich der Mangel weiter aus, kann dies zu irreparablen Nervenschäden führen, die in Lähmungen, Taubheitsgefühl und Depressionen resultieren können. Da die Vitamin-B12-Speicher im Körper zwischen drei und zehn Jahre halten, kommt es bei Veganern oft deutlich zeitverzögert zu den gerade genannten Konsequenzen, was eine besondere Gefahr darstellt (Köbe, et al., 2016).

Die übrigen B-Vitamine werden normalerweise über eine ausgewogene Ernährung gedeckt (Schellack, Harirari, & Schellack, 2015).

Vitamin C

Das wohl bekannteste Vitamin hat eine Vielzahl an Aufgaben im Körper. Zum einen zählt es zu den Antioxidantien (dazu später mehr, siehe Seite 45), zum anderen stärkt es auch das Immunsystem, bildet Hormone und vieles mehr. Vitamin C befindet sich in größerer Menge in Früchten wie Kiwis und Zitronen, aber auch im dunkelgrünen Gemüse wie Spinat und Grünkohl. Besonders bei einer pflanzenarmen Ernährung kommt es zu Mangelerscheinungen.

Da eine Überdosierung bei gesunden Menschen nicht gefährlich ist, schwören viele auf eine Dosierung von 1 bis 2 g pro Tag, obwohl die empfohlene Tagesmenge laut DGE (Deutsche Gesellschaft für Ernährung) bei bis zu 110 mg pro Tag liegt. Willst du eine größere Menge Vitamin C zu dir nehmen, verteil die Einnahme der Nahrungsergänzungsmittel bzw. den Konsum von Lebensmitteln wie Kiwis oder Zitronen über den Tag. Den Grund für die Verteilung der Einnahme von Vitamin C auf den kompletten Tag finden wir im Tierreich: Tiere können Vitamin C selbst herstellen und machen dies bei Bedarf im Laufe des Tages. Der Mensch kann Vitamin C nicht selbst produzieren; ansonsten ist der Wirkmechanismus ähnlich. Nimmst du Vitamin C auf einen Schlag zu dir, hast du die positiven Effekte von Vitamin C als Antioxidans nur in einem kurzen Zeitintervall; das überschüssige Vitamin C würde ausgeschwemmt werden (Blanchard, Tozer, & Rowland, 1997).

Vitamin D3

Dieses Vitamin sorgt beispielsweise für die Aufrechterhaltung des Immunsystems, für die Arbeit der Muskeln und für das Zellwachstum. Wichtig für das High-Performing-Konzept: Bei einem Mangel kann es negative Auswirkungen auf die Insulinausschüttung haben und daher beispielsweise eine gestörte Insulinregulation begünstigen. Außerdem führt ein Vitamin-D3-Mangel zu einer Verringerung des Testosteronlevels. Folge kann eine Winterdepression sein, was möglicherweise zu einer schlechteren Motivationsfähigkeit im Beruf führt (Pilz, et al., 2011). Vitamin D3 wird vom Körper zwar selbst hergestellt, aber nur, wenn genug Sonne auf die Haut strahlt. Das führt in unserer Klimazone besonders im Frühling, Winter und Herbst zu Problemen. Da die Auswahl an Lebensmitteln, wie zum Beispiel Lachs und Makrele, in denen Vitamin D3 enthalten ist, sehr begrenzt ist, kann eine Ergänzung in den Wintermonaten durch Nahrungsergänzungsmittel sinnvoll sein, doch dazu erfährst du später mehr (siehe Seite 50).

Vitamin A, K, E

Bei diesen Vitaminen kommt es nur sehr selten zu Mangelerscheinungen. Um sicherzugehen, empfehle ich dir, bei einem Arzt einen Test zu machen, ob eine Unterversorgung vorliegt.

Unterschiede von wasserlöslichen und fettlöslichen Vitaminen

Vitamine werden in wasser- und fettlösliche Vitamine unterschieden. Das ist besonders bei einer Ernährung, die auf dem Fasten basiert, wichtig, da fettlösliche Vitamine, die während der Fastenperiode zugeführt werden, nicht vom Körper aufgenommen werden können.

Der Körper kann wasserlösliche Vitamine (mit Ausnahme von

Vitamin B12) nur für wenige Tage im Körper speichern, während es für die fettlöslichen Speicher gibt, die man langfristig aufbauen kann. Daraus ergibt sich folgende Empfehlung: Du solltest darauf achten, dass du wasserlösliche Vitamine ständig zuführst, also im besten Fall durch deine normale Ernährung deckst oder regelmäßig durch Nahrungsergänzungsmittel zuführst. Überschüssige, wasserlösliche Vitamine werden normalerweise durch den Körper ausgeschieden, sodass eine Überdosierung sehr schwer ist. Da dies bei fettlöslichen Vitaminen nicht der Fall ist, solltest du dich an die Ernährungsvorgaben der DGE halten, insbesondere, wenn du sie außerhalb deiner normalen Ernährung hinzufügst.

Wasserlösliche Vitamine	Fettlösliche Vitamine
Vitamin B1 (Thiamin)	Vitamin A
Vitamin B2 (Riboflavin)	Vitamin E
Vitamin B3 (Niacin)	Vitamin D
Vitamin B5 (Pantothensäure)	Vitamin K
Vitamin B6 (Pyridoxin)	
Vitamin B7 (Biotin)	
Vitamin B9 (Folsäure)	
Vitamin B12 (Cobalamin)	
Vitamin C (Ascorbinsäure)	

Funktionen von Mineralstoffen

Hierbei handelt es sich um 20 verschiedene, chemische Elemente, die im Körper vorkommen und diverse Funktionen übernehmen. Sie unterteilen sich in Mengen- und Spurenelemente, wobei alle Elemente mit mehr als 50 mg pro Kilogramm Körpergewicht Mengenelemente genannt werden, diejenigen mit einer geringeren Konzentration Spurenelemente. Im Folgenden werden die wesentlichen Mineralstoffe und deren Funktion dargestellt:

Mengenelemente

Element	Primäre Funktion
Natrium	Regulation Wasserhaushalt
Kalium	Regulation Wasserhaushalt
Magnesium	Aktivierung von Enzymen im Stoffwechsel
Kalzium	Knochenbau

Spurenlemente

Element	Primäre Funktion
Eisen	Blutbildung/Sauerstofftransport
Zink	Stärkung Immunsystem
Selen	Stärkung Immunsystem
Jod	Bildung von Schilddrüsenhormonen
Fluorid	Widerstandsfähigkeit der Zähne

Wie ein Mangel an Mineralstoffen deine Leistungsfähigkeit im Beruf beeinflussen kann

Mineralstoffmangel kann gravierende Auswirkungen auf beinahe sämtliche Prozesse deines Körpers haben. Solltest du das Gefühl haben, dass dein Körper trotz ausgewogener Ernährung nicht optimal funktioniert, bietet sich ein Bluttest beim Arzt an – denn auch bei einer sehr guten Ernährung kann es individuell zu Mangelerscheinungen der Mineralstoffe kommen! Frauen mit einer starken Menstruation haben zum Beispiel tendenziell schneller einen Eisenmangel, während Menschen, die viel schwitzen, oft zu wenig Natrium im Körper haben. Ein individueller Mangel kann schnell dazu führen, dass du weniger leistungsfähig bist, da besonders Müdigkeit und Antriebslosigkeit Symptome des Mangels sind.

Natrium

Ein Natriummangel kommt recht selten vor, da wir in der westlichen Ernährung normalerweise eher zu viel zu uns nehmen. Sollte bei dir aber ein Mangel vorliegen, kann das zu Kopfschmerzen und Bewusstseinsstörungen führen! Dadurch leidet deine Konzentration am Arbeitsplatz massiv. Beachte, dass der Mineralstoffhaushalt eng mit dem Wasserhaushalt zusammenhängt.

Kalium

Bei einem Mangel an Kalium klagen die meisten über ständige Müdigkeit. Das bewirkt, dass deine Arbeitsleistung sinkt und du unmotivierter wirst. Wenn du trotz ausreichendem Schlaf ständig müde bist, solltest du deine Kaliumwerte überprüfen lassen. Kalium ist vor allem in Gemüse, Hülsenfrüchten und Nüssen vorhanden. Durch eine ausgewogene Ernährung kannst du also vorsorgen!

Magnesium

Auch ein Magnesiummangel führt neben Kopfschmerzen zu Müdigkeit und kann damit deine Leistung im Beruf verschlechtern. Präventiv helfen beispielsweise Erdnüsse, Mandeln und Haferflocken.

Kalzium

Ein Kalziummangel lässt eventuell dein Herz schwächer schlagen. Außerdem sind Depressionen ein häufiges Symptom. Das schwächt deine Motivation im Beruf deutlich. Falls du deinen Kalziumbedarf nicht durch eine ausgewogene Ernährung decken kannst (besonders Milchprodukte und grünes Gemüse wie Brokkoli enthalten Kalzium), kannst du auf entsprechende Präparate zurückgreifen.

Eisen

Eisen ist ein maßgeblicher Bestandteil für die Bildung von Blut und daher besonders bei Frauen mit einer starken Regelblutung häufig Mangelware. Neben einer starken Müdigkeit ist auch hier eine Konzentrationsschwäche eine mögliche Folge. Gegen einen Eisenmangel hilft der Verzehr von Innereien. Veganer finden vor allem in Weizenkleie viel Eisen.

Zink

Auch ein Mangel von Zink führt zu Erschöpfung und Müdigkeit und schränkt dich damit im Alltag ein. Da Zink an vielen Stoffwechselprozessen beteiligt ist, sinkt auch deine allgemeine Laune, und du fühlst dich antriebslos. Folgende Lebensmittel helfen, um diesen Mangelzustand zu vermeiden: rotes Fleisch, Nüsse und Linsen.

Exkurs: Antioxidantien

Wie bereits oben beschrieben, werden Nährstoffe durch Verbrennung (Oxidation) in Energie umgewandelt. Dabei entstehen, neben der Energie, freie Radikale, die sehr reaktionsfreudig sind und Prozesse im Körper stören können. Sie gelten beispielsweise auch als einer der größten Risikofaktoren für Krebs. Um diese freien Radikalen zu neutralisieren, benötigt der Körper Antioxidantien. Dies sind beispielsweise bestimmte Vitamine, Mineralstoffe und sekundäre Pflanzenstoffe – also alles Dinge, die in Obst und Gemüse enthalten sind, womit ich nochmals die Wichtigkeit der sogenannten „5-4-3-2-1-Regel" betonen möchte.

Ballaststoffe

Vereinfacht gesagt sind Ballaststoffe Kohlenhydrate, die der Körper nicht verdauen kann. Sie werden in lösliche und unlösliche Ballaststoffe kategorisiert. Lösliche Ballaststoffe sind besonders in Gemüse und Obst, unlösliche dagegen in Getreide und Hülsenfrüchten enthalten. Beide Arten sorgen für einen weicheren und voluminöseren Stuhl; die löslichen Ballaststoffe dienen den

Bakterien im Darm außerdem als Nahrung, was zu einer höheren Anzahl dieser führt. Die beiden Wirkungen im Körper führen dazu, dass deine Verdauung verbessert wird. Ist die Menge an Ballaststoffen in deiner Nahrung aber zu hoch, kann deine Verdauung darunter leiden. In dem Fall kommt es zu Blähungen und Verstopfungen.

Studien haben gezeigt, dass Ballaststoffe weitere gesundheitliche Vorteile mit sich bringen. So verlangsamen Ballaststoffe die Aufnahme von Kohlenhydraten, wodurch der Blutzuckerspiegel weniger stark ansteigt (Guarner & Malagelada, 2003). Das vermindert das Risiko einer gestörten Insulinregulation! Außerdem stärken Ballaststoffe dein Immunsystem (Musso, Gambino, & Cassader, 2010). Dazu verringert sich die Wahrscheinlichkeit, dass du übergewichtig wirst, da Ballaststoffe das Volumen deiner Nahrung erhöhen und du daher schneller satt wirst (Ley, Turnbaugh, Klein, & Gordon, 2006).

Praxistipp

Achte darauf, dass pro 1000 kcal, die du täglich zu dir nimmst, ca. 15 g Ballaststoffe enthalten sind. Bei einem Tagesbedarf von 2000 kcal wären das demnach ca. 30 g Ballaststoffe.

Nahrungsergänzungsmittel

Im Folgenden findest du die Nahrungsergänzungsmittel, die für die meisten infrage kommen. Ich möchte an dieser Stelle betonen, dass Nahrungsergänzungsmittel dazu gedacht sind, um eine ausgewogene Ernährungsweise zu ergänzen, aber nicht, um diese zu ersetzen. Wenn du nicht die Disziplin hast, um eine auf dem „80/20-Prinzip" basierte Ernährung dauerhaft aufrechtzuerhalten, dann kannst du dir auch das Geld für Nahrungsergänzungsmittel sparen, denn diese geben in den meisten Fällen nur eine Verbesserung deines allgemeinen Wohlbefindens von wenigen Prozent. Allerdings kann es heute aufgrund von Umweltfaktoren auch bei einer ausgewogenen Ernährung zu leichten Mangelerscheinungen kommen. Ein einfacher Weg, um diese zu erkennen, ist, dass du Rücksprache mit deinem Arzt hältst und entsprechende Tests machst. Im Kapitel zu den Nahrungsergänzungsmitteln findest du Produkte, die häufige Mangelerscheinungen ausgleichen. Die unter dem Punkt „Leistungssteigerung" aufgeführten Mittel führen potenziell zu einer verbesserten Leistungsfähigkeit und Konzentration über den Normalzustand eines gesunden Körpers hinaus. Daraus ergibt sich folgende Prioritätenreihenfolge für dich: Zunächst solltest du auf eine ausgewogene Ernährung achten (Beispiele dafür findest du am Ende dieses Buches), dann etwaige Mängel ausgleichen und wenn die beiden vorgenannten Punkte funktionieren, solltest du erst darüber nachdenken, ob eine punktuelle Ergänzung durch leistungsfördernde Mittel hilfreich sein kann.

Omega 3

Bereits im Kapitel zu den Fetten hatten (siehe Seite 27) wir festgestellt, dass üblicherweise ein Missverhältnis von Omega-3- zu Omega-6-Fettsäuren vorliegt. Eine Ergänzung durch Omega-3-Fettsäuren ist oft sinnvoll, gerade im Hinblick auf die möglichen negativen Auswirkungen wie beispielsweise Depressionen und Allergien, falls ein Mangel besteht. Noch besser ist allerdings, jede Woche drei bis vier Portionen fettigem Fisch zu essen. Studien haben gezeigt, dass Fisch, der neben Omega-3-Fettsäuren auch andere Stoffe wie Vitamin A und D enthält, gesundheitsfördernde Eigenschaften hat. Dazu zählen beispielsweise, dass das Risiko für eine Alzheimer-Erkrankung oder für einen Herzinfarkt vermindert wird.

Von den drei Omega-3-Fettsäuren sind für die oben gesundheitsfördernde Zwecke besonders zwei wichtig: DHA (Gehirn und Konzentration) und EPA (Herzschutz). Deshalb sollte die Konzentration dieser bei einem Nahrungsergänzungsmittel ausreichend hoch sein!

Vielleicht hast du gehört, dass Krillöl, das ein Omega-3- zu Omega-6-Verhältnis von etwa 15 : 1 hat, eine bessere Alternative zu Fischöl sein könnte, da es durch die unterstützenden Bestandteile vom Körper besser aufgenommen werden kann (Ahn, et al., 2018). Diese Vermutung wird unterstützt durch eine Studie aus dem Jahr 2018, allerdings sind weitere Forschungsarbeiten notwendig, um dies hinreichend zu bestätigen. Krillöl ist möglicherweise potenter, aber definitiv auch deutlich teurer als übliches Fischöl, weswegen ich dafür keine Empfehlung aussprechen möchte.

Bestimmt kennst du die Werbeversprechen der Nahrungsergänzungsmittelindustrie zu Omega-3-Fettsäuren. Die Aussage, dass diese Fettsäuren die Gehirnleistung steigern kann, ist mit Vorsicht zu betrachten. Hast du bereits ein ausgewogenes Verhältnis von 2 : 1 bis 5 : 1 Omega-6-Fettsäuren zu Omega-3-Fettsäuren im Körper, bringen zusätzliche Omega-3-Fettsäuren nicht mehr. Da aber die meisten Menschen ein schlechtes Verhältnis im Körper haben, bewirken in diesem Fall die Fettsäuren in Form von Nahrungsergänzungsmitteln einen positiven Effekt. Die gesundheitlichen Vorteile der Zufuhr von Omega-3-Fettsäuren bestehen vor allem darin, dass du damit den Körper auf einen natürlichen gesunden Zustand setzen kannst und die oben beschriebenen Mangelsymptome wie Depressionen und Allergien eben nicht auftreten!

Praxistipp

Iss drei bis vier Portionen fetten Fisch wie Lachs pro Woche oder nimm 3 g EPA und DHA pro Tag, um Mangelerscheinungen vorzubeugen.

Vitamine

Solange du dich ausgewogen und nicht extrem (dazu zähle ich auch eine rein pflanzliche Ernährung) ernährst, solltest du keine Mängel haben. Eine Ergänzung durch Nahrungsergänzungsmittel sollte besonders hier der letzte Weg sein, da die in Obst und Gemüse enthaltenen Vitamine durch sekundäre Pflanzenstoffe deutlich besser vom Körper aufgenommen werden als isolierte Präparate.
Ein beliebter Weg, um auf der sicheren Seite zu sein – denn ein

Mangel kann gerade bei Vitaminen zu deutlich negativen Auswirkungen wie Antriebslosigkeit und Müdigkeit führen – ist ein Nahrungsergänzungsmittel mit dem kompletten Vitaminspektrum. Dabei solltest du darauf achten, dass die Dosierungen alle unter der empfohlenen Tagesmenge liegen, da du zusätzlich zum Präparat bereits Vitamine über deine normale Ernährung aufnimmst.

Sehr häufig kommt in den Wintermonaten ein Vitamin-D3-Mangel vor, da die Sonnenstrahlung nur unzureichend ist (Deutsche Gesellschaft für Ernährung e. V., 2017). Hier kann eine Ergänzung sinnvoll sein. Dabei solltest du auch Vitamin K2 durch ein Nahrungsergänzungsmittel zuführen, da die beiden Vitamine synergistisch zueinander wirken. Das bedeutet, dass eine Substitution von Vitamin D3 einen Mangel an Vitamin K2 hervorrufen kann, was den positiven Effekt schmälern oder sogar umkehren kann.

Praxistipp

Falls Mängel bestehen, ist eine tägliche Zufuhr eines Vitaminkomplexes sinnvoll. Bei Vitamin D3 wird eine Tagesmenge von 2500 iu (internationale Einheiten) in Kombination mit 200 µg Vitamin K2 empfohlen.

Koffein

Koffein zählt wohl zu den absoluten Klassikern am Arbeitsplatz.

Meist durch Tee oder Kaffee eingenommen, wirkt dieser Stoff nach 30 bis 60 Minuten und steigert den Wachheitsgrad und die Aufmerksamkeit nachweislich (Childs & de Wit, 2006). Allerdings ist die Verträglichkeit individuell ganz unterschiedlich ausgeprägt. Bei einer Zufuhr von 10 bis 15 mg pro Kilogramm Körpergewicht (das entspricht über zehn Tassen Kaffee für einen 80 Kilogramm schweren Erwachsenen) kommt es auch bei häufigen Konsumenten zu ernsthaften Nebenwirkungen wie zum Beispiel Herzrhythmusstörungen.

Zu beachten ist außerdem die unterschiedliche Wirkung des Koffeins aus Kaffee im Vergleich zu dem aus beispielsweise Grüntee. Während bei Kaffee die Wirkung recht schnell und intensiv ihren Höhepunkt erreicht (starke Wirkung nach 30 Minuten, hält 60 Minuten an), entfaltet das Koffein aus Tee seinen Höhepunkt später und wird langsamer abgebaut (Höhepunkt nach 60 Minuten, hält bis zu vier Stunden an). Beachte auch, dass sich der Körper an Koffein gewöhnt und damit ein Gewöhnungseffekt einsetzt (Patel, Do I need to cycle caffeine?, 2018).

Praxistipp

5 bis 6 mg Koffein pro Kilogramm Körpergewicht täglich sind - je nach Verträglichkeit – unbedenklich (zur Orientierung: eine große Tasse Kaffee hat etwa 80 bis 100 mg Koffein). Außerdem solltest du das letzte Mal sechs Stunden vor dem Schlafengehen Koffein zu dir nehmen (Drake, Roehrs, Shambroom, & Roth, 2013). Um den Gewöhnungseffekt zu reduzieren, solltest du Koffein in Zyklen konsumieren. Es empfiehlt sich, alle drei Wochen eine Pause von einer Woche einzulegen, um die Wirkung zu optimieren. Dabei kann es vorkommen, dass du bei der Entwöhnung die ersten Tage Kopfschmerzen hast.

Statt Koffeintabletten solltest du Kaffee und Tee bevorzugen, denn beide haben durch die enthaltenen sekundären Pflanzenstoffe noch weitere, positive Wirkungen wie der Verminderung des Krebsrisikos auf den Körper. Orientier deinen Konsum daran, wann und über welchen Zeitraum du leistungsfähig sein musst (Patel, The science behind caffeine, 2018).

Wenn du beispielsweise 80 kg wiegst, ist eine maximale Menge Koffein von 400 bis 480 mg empfohlen. Das entspricht etwa vier Tassen Kaffee, die du im besten Fall bis zum frühen Nachmittag getrunken hast, da ansonsten deine Schlafqualität in Mitleidenschaft gezogen wird.

L-Tyrosin

L-Tyrosin ist eine nicht essenzielle Aminosäure, die insbesondere in Fleisch und Fisch enthalten ist. Sie ist an der Herstellung diverser Hormone, wie zum Beispiel Dopamin, beteiligt. Die positiven Effekte sind noch nicht ausreichend erforscht, erste Studienergebnisse zeigen aber, dass Tyrosin Stress reduzieren (Banderet & Lieberman, 1989) und Gehirnfähigkeiten, wie die Denkleistung (Deijen, Wientjes, Vullinghs, Cloin, & Langefeld, 1999) und die Erinnerungsfähigkeit (Neri, et al., 1995), steigern kann. Außerdem wird das Wohlbefinden gesteigert (Shurtleff, Thomas, Schrot, Kowalski, & Harford, 1994). Eine punktuelle Zuführung durch dieses Nahrungsergänzungsmittel kann also sinnvoll sein, reicht aber lange nicht an die Wirkungsfähigkeit von Koffein heran.

Praxistipp

Nimm am besten 100 bis 150 mg pro Kilogramm Körpergewicht eine Stunde vor dem gewünschten Wirkungszeitpunkt.

Taurin

Taurin ist ebenfalls eine Aminosäure. Vielleicht kennst du es als Inhaltsstoff von Energydrinks. Neben einer besseren Gesundheit des Herzens und einer gesteigerten Leistung beim Kraft- (Balshaw, Bampouras, Barry, & Sparks, 2013) und Ausdauersport

(Rutherford, Spriet, & Stellingwerff, 2010) gibt es Indizien dafür, dass eine Supplementierung zu einer besseren Regulation des Blutzuckerspiegels führen kann (Moloney, et al., 2010). Ich empfehle dir, dass du die Wirkung einmal selbst testest.

Praxistipp

Die übliche Dosierung von Taurin liegt bei 500 bis 2000 mg täglich. Eine Studie hat jedoch gezeigt, dass auch eine dauerhafte Dosierung von 3000 mg ohne Probleme möglich ist (Shao & Hathcock, 2008). Fang also mit einer kleineren Menge an und erhöhe diese, bis du den gewünschten Effekt erzielt hast.

Sonstige Nahrungsergänzungsmittel

Um die eigene Denkleistung zu optimieren, wird der Markt der Nahrungsergänzungsmittel mit Produkten überschwemmt, die die Konzentrations- und Gedächtnisleistung fördern sollen. Häufig wird bei den sogenannten „Soft Drugs" mit exotisch klingenden Stoffen wie Ginkgo biloba, Brahmi oder Ginseng geworben. Bisherige Studien konnten jedoch nicht zeigen, dass diese Stoffe einen signifikant positiven Effekt auf die Gehirnfunktionen haben. Das heißt natürlich nicht, dass sie nicht wirksam sind. Hast du das Geld übrig, empfiehlt sich ein Selbsttest.

Zeitpunkt der Einnahme

Wie oben bereits erwähnt, solltest du besonders bei Ernährungsformen, die das Fasten propagieren, darauf achten, wann du die Ergänzungsmittel einnimmst. Hier ein paar Regeln zum richtigen Zeitpunkt:

1) Fettlösliche Vitamine solltest du immer abends zu einer Mahlzeit einnehmen, die Fette beinhaltet. Generell ist zu empfehlen, auch Multivitaminpräparate abends zu nehmen, um eventuellen Wirkungen (beispielsweise Übelkeit) auf nüchternen Magen zuvorzukommen.
2) Koffein dagegen ist ein Stoff, der auf nüchternen Magen eine erhöhte Wirkung haben kann. Sei bitte am Anfang vorsichtig, wie viel Koffein du in einer Dosis nimmst. Jede Koffeinzufuhr nach 10:00 Uhr morgens kann den Schlaf negativ beeinflussen. Je näher du den Konsum an deine Schlafenszeit legst, desto höher ist die potenzielle, negative Auswirkung.
3) Solltest du akuten Mangel haben, kann es zu Wechselwirkungen zwischen Vitaminen und Mineralstoffen kommen. Eine Aufstellung aller Wechselwirkungen würde an dieser Stelle zu weit gehen, hier dennoch ein Beispiel: Zink und Eisen nutzen die-

selben Versorgungswege im Körper, weswegen eine gleichzeitige Aufnahme, besonders bei starken Mangelerscheinungen, zu einer Reduktion der Wirkung führen kann. Da empfiehlt es sich, die Aufnahme aufzuteilen, beispielsweise an den Anfang und das Ende eines mehrstündigen Essensfensters. Sprich aber im Zweifel mit deinem Arzt, wann sich eine Einnahme anbietet.

Ernährungsmythen – und was dahinter steckt

Viele Behauptungen über Ernährung sind falsch. Nachfolgend möchte ich auf verschiedene Ernährungsmythen eingehen, die sich weiterhin hartnäckig halten.

Am Abend keine Kohlenhydrate

Kohlenhydrate am Abend machen dick. Das weiß doch jeder, oder? Ich verrate dir ein Geheimnis: Man nimmt genau dann Fett ab, wenn man sich in einem Kaloriendefizit befindet. Hier ist es vollkommen egal, wodurch das entsteht, also ob aus mehrstündigem Ausdauersport oder aus dem Verzehr kleinerer Mahlzeiten. Es ist eine einfache Rechnung zwischen Kalorienverbrauch und Kalorienaufnahme: 1 g Kohlenhydrate hat immer 4 kcal, egal wann sie gegessen werden. Aber warum hält sich hartnäckig das Gerücht, dass Kohlenhydrate am Abend zu einer Gewichtszunahme führen? Weil es stimmt! Was sich wie ein Widerspruch anhört, ist bei genauerer Betrachtung keiner: Pro Gramm Kohlenhydrate werden in den Glykogenspeichern im Muskel 2 bis 4 g Wasser eingelagert. Fehlen diese Kohlenhydrate am nächsten Morgen, da du beispielsweise am Abend vorher nur Salat gegessen hast, zeigt sich ein signifikanter Unterschied auf der Waage – aber nur, weil Wasser und Glykogen ausgeschüttet wurden. Das ist übrigens auch der Grund, warum Diäten wie „Schlank im Schlaf – 4 kg in 2 Tagen verlieren" auf der Waage funktionieren, aber nicht in Bezug auf den Fettabbau.

Traubenzucker steigert die Konzentration

Bestimmt hast du schon mal gehört, dass man in Prüfungssituationen Traubenzucker (Dextrose) zu sich nehmen sollte, um die Konzentration zu steigern. Aus dem Kapitel zu den Makronährstoffen (siehe Seite 18) weißt du bereits, welcher Effekt ausgelöst wird: Der Blutzuckerspiegel steigt rasant an, da reiner Traubenzucker sehr schnell im Körper verwertet wird. Kurzzeitig steigt durch die erhöhte Menge an Nährstoffen im Blut deine Konzentrationsfähigkeit, da auch das Gehirn von dem höheren Anteil profitiert. Infolgedessen wird aber eine Menge Insulin ausgeschüttet, wodurch die Konzentration stark abfällt – und das so stark, dass du in ein Tief fällst. Häufig ist zu beobachten, dass der Blutzuckerspiegel sogar ein wenig zu stark abfällt, also noch tiefer als er im vorherigen, stabilen Zustand gewesen ist. Die genaueren Prozesse dahinter erfährst du im Kapitel über das „Fasten" (siehe Seite 59).

Wäre es da nicht eine einfache Lösung, in regelmäßigen Abständen Dextrose zu nehmen, um den Blutzuckerspiegel oben zu halten. Bitte denk dabei aber an das Kapitel zur Insulinregulation (siehe Seite 20): Neben kurzfristigen Auswirkungen, wozu auch Heißhungerattacken zählen können, kann eine solche Taktik langfristige Folgen haben, wie Insulinresistenz und Diabetes. Und eins ist sicher: Ewig kannst du Traubenzucker auch nicht nehmen, der „Crash" kommt garantiert.

Das Frühstück ist die wichtigste Mahlzeit des Tages

Viele gehen davon aus, dass der Körper ohne Frühstück auch ohne Energie ist. Solange du direkt nach dem Aufstehen keinen Marathon läufst, ist dies nicht der Fall. Du hast im Kapitel über die Makronährstoffe (siehe Seite 20) bereits gelernt, dass der Körper umfassende Glykogenspeicher hat, die, sofern sie gefüllt sind, einige Stunden reichen, denn je nach Trainingszustand und körperlichen Voraussetzungen kann der Körper 400 bis 600 g Kohlenhydrate speichern. Marathonläufer nutzen diesen Effekt am Abend vor einem Wettkampf. Bestimmt hast du schon von den sogenannten „Pasta-Partys" gehört, bei denen die Athleten am Vorabend kiloweise Nudeln essen.
Aber selbst für den Fall, dass du die Kohlenhydrate komplett verbraucht haben solltest (beispielweise durch einen mehrstündigen Dauerlauf), kann der Körper zusätzlich noch nahezu unbegrenzte Energie aus den Fettspeichern ziehen. Du kannst also ohne Probleme das Frühstück auslassen – und sogar weitere Vorteile daraus ziehen. Doch dazu mehr im Kapitel über das Thema „Fasten" (siehe Seite 64).

Man muss alle drei Stunden essen

Dieser Mythos existiert aus dem gleichen Grund wie dem vorigen. Viele gehen davon aus, dass sie ohne regelmäßiges Essen keine Energie mehr haben. Das ist nicht der Fall, wenn du deine Energiespeicher am Vortag gefüllt hast! Für den Körper ist es durchaus normal, auch einmal einige Stunden ohne Essen auszukommen, wie du bereits im Kapitel über die Geschichte der Ernährung gelesen hast (siehe Seite 15). Wenn du alle paar Stunden isst, gibst du deinem Verdauungssystem keine Chance auf eine Regeneration. Besonders für deine Leber kann das die Folge haben, dass die Nährstoffe, wie zum Beispiel Fett, nicht mehr richtig verstoffwechselt werden können. Zu den Vorteilen des zeitweiligen Fastens komme ich nun im nächsten Kapitel.

Fasten – übertriebener Hype um nichts?

Nachdem es in den letzten Kapiteln um die Grundlagen der Ernährung gegangen ist, wird es nun ernst. Bestimmt denkst du an die vielen negativen Folgen, die unzureichende Ernährung verursachen kann, und träumst bereits von eintönigen Mahlzeiten mit Hähnchen, Brokkoli und Reis bis an dein Lebensende. Da kann ich dich beruhigen: Bei der Ernährungsform, die das High-Performing-Konzept empfiehlt, musst du auf keine deiner Lieblingsmahlzeiten verzichten, um konzentriert arbeiten zu können. Durch Anwendung des „80/20-Prinzipes" (siehe Seite 16), der „5-4-3-2-1-Regel" (siehe Seite 17) und einer Anpassung, wann du welche Lebensmittel am Tag zu dir nimmst, wirst du mit deiner maximalen Leistungskraft arbeiten können und voller Energie durch das Leben gehen.

Übertriebener Hype um nichts? Die Geschichte des Fastens und aktuelle Trends

Derzeit ist das Thema in aller Munde. War das Fasten vor ein paar Jahren noch religiösen Esoterikern vorbehalten, hat es vor allem die Fitness- und Diätindustrie als Mittel entdeckt, um Leute zu motivieren, ihre überschüssigen Pfunde zu verlieren.

Während bewusstes, religiöses Fasten bereits seit Hunderten von Jahren praktiziert wurde, befassten sich Ende des 19. Jahrhunderts erstmals Ärzte intensiver mit dem Thema. Schwerpunkt war dabei die Heilung von Krankheiten. 1959 wurde das Fasten erstmals als Methode positioniert, um Übergewichtigen eine Möglichkeit zu geben, ihre Fettpolster zu verlieren. Zum Bruch dieser Methodik kam es 1978, als etwa 60 übergewichtige Menschen beim „Liquid Protein Diet"-Skandal starben: Sie hatten sich ohne ärztliche Aufsicht mehrere Monate lang von einer Kombination aus Fasten und der ausschließlichen Substitution von Proteinshakes ernährt.

Bis Ende des 20. Jahrhunderts war das Konzept des Fastens so sehr in Verruf, dass nur wenig Forschungsarbeit geleistet wurde, obwohl der eigentliche Auslöser für das Massensterben die katastrophale Unterversorgung von essenziellen Nährstoffen war und nicht das Fasten als solches (Wilhelmi de Toledo & Klepzig, 1994).

Was wir heute unter Fasten verstehen

Per Definition bedeutet das Wort Fasten, dass für einen gewissen Zeitraum ganz oder teilweise auf bestimmte Getränke und Speisen verzichtet wird. Dadurch ergibt sich ein sehr großer Interpretationsspielraum. Gerade Fastenexperimente wie die „Liquid Protein Diet" erlaubten durchgehend eine eingegrenzte Auswahl von Getränken und Snacks, in diesem Fall Proteinshakes. Andere Konzepte nennen einen Fastentag einen Tag, an dem maximal 500 kcal aufgenommen werden. Für dieses Buch möchte ich den Begriff folgendermaßen eingrenzen: Fasten bedeutet, dass du für einen gewissen Zeitraum keine feste Nahrung zu dir nimmst. Getränke sind nur erlaubt, wenn sie keine Kalorien enthalten.

Heutige Konzepte des Fastens – intermittierendes Fasten

Heute haben sich hauptsächlich Konzepte durchgesetzt, die das sogenannte intermittierende Fasten propagieren. Dabei wechseln sich Fastenphasen mit Phasen ab, in denen Essen erlaubt ist. Bekannte Vertreter sind das „Eat-stop-eat"-Konzept von Brad Pilon, das eine Fastenperiode von 24 Stunden ein- bis zweimal pro Woche vorsieht, sowie das „Leangains"-Konzept von Martin Berkhan, bei dem jeden Tag eine Fastenperiode von 16 Stunden durchgeführt wird, wobei die restlichen acht Stunden des Tages gegessen werden darf. Bei extremeren Formen dieses Fastenkonzeptes verändert sich das Verhältnis von Fastenphase zu Essensphase sogar von 16/8 auf 20/4 oder 23/1. Hauptziel dieser Konzepte ist eine Körperfettreduktion und oft auch eine langfristige gesundheitliche Verbesserung.

Der nächste Schritt

Mit diesem Buch habe ich ein Konzept entwickelt, das die besten Methoden des Fastens kombiniert, und dabei ein größeres Ziel gesetzt: Eine Ernährungsweise zu etablieren, die kurzfristige Vorteile mit mittel- und langfristigen Vorteilen kombiniert. Mit dieser Ernährungsweise wirst du kurzfristig fokussierter und energiegeladener sein, mittelfristig zufriedener, da du auf nichts dauerhaft verzichten musst, und langfristig von einer starken gesundheitlichen Basis profitieren. Es geht hier nicht um eine Phase, in der du dich anders ernährst, sondern um eine grundlegende Veränderung deiner Ernährung, basierend auf neuesten wissenschaftlichen Studien. Wenn du das High-Performing-Konzept befolgst, kannst du dein Leben lang leistungsstark bleiben!

Zeit für Fakten – die wissenschaftlichen Hintergründe zum Fasten und Vorteile, die sich daraus ergeben

Im Kapitel zur Geschichte der Ernährung (siehe Seite 15) hast du bereits erfahren, dass Fastenperioden zur Natur des Menschen gehören. Nun möchte ich dir die Prozesse im Körper vorstellen, damit du verstehst, warum der Körper gerade dann am leistungsfähigsten ist, wenn er kurzfristig keine Nahrung zur Verfügung hat.

Das sympathische und parasympathische Nervensystem

Das vegetative Nervensystem reguliert lebensnotwendige Prozesse im Körper, wie zum Beispiel Blutdruck und Atemfrequenz. Es hat zwei Teile, die unterschiedliche Aufgaben haben und als Gegenspieler agieren: Das sympathische Nervensystem überwiegt, wenn du aktiv sein musst. Der Körper befindet sich in dem sogenannten „Fight or Flight"–Modus, das heißt in dem Zustand, der zu Urzeiten erreicht wurde, wenn der Mensch auf Nahrungssuche war oder es zu einem Kampf mit einem Tier kam. In diesem Zustand ist der Körper aktiv und in grundsätzlicher Alarmbereitschaft, damit er in jedem Moment sofort Vollgas geben kann. So sorgt das sympathische Nervensystem für eine Steigerung der Herztätigkeit, einen besseren Stoffwechsel, eine Erhöhung der Glykolyse (wie du bereits weißt, erhöht sich dadurch der Nährstoffanteil im Blut, was zu einer höheren Gehirnleistung führt) und zu einer Erweiterung der Bronchien in der Lunge, wodurch es zu einer höheren Sauerstoffversorgung des Körpers kommt.

Das parasympathische Nervensystem dagegen ist dann aktiv, wenn sich der Körper im Erholungszustand befindet. Das ist zum Beispiel der Fall, wenn du verdauen musst oder schläfst. Zu Urzeiten wäre das der Moment nach der erfolgreichen Jagd, wenn es zum Festmahl und der anschließenden Erholung kommt. Das parasympathische Nervensystem wirkt antagonistisch (also als Gegenspieler) zum sympathischen Nervensystem. So verringert es die Herzaktivität, verengt die Bronchien und unterstützt die Verdauung im Verdauungstrakt. Beide Nervensysteme haben also ihre Daseinsberechtigung und sind wichtig für den Körper! Unser Ziel ist nun, dass wir zur richtigen Zeit den richtigen Teil des vegetativen Nervensystems aktiviert haben – und zwar das sympathische Nervensystem, wenn wir produktiv sein und arbeiten wollen, und das parasympathische Nervensystem, wenn wir uns von der harten Arbeit erholen wollen. Kurz gesagt, wir wollen eine Balance der beiden Nervensysteme, um für uns einen optimalen Nutzen zu generieren.

Hormone und Nervensysteme

Doch wie wirken die Nervensysteme genau im Körper? Das hängt eng mit der Ausschüttung von Hormonen ab. Hormone sind Botenstoffe, die vom Körper produziert und ausgeschüttet werden, um verschiedene Prozesse in Gang zu setzen. Auslöser sind dabei Erregungen im Nervensystem. Je nachdem, welcher Teil des vegetativen Nervensystems dominiert, kommt es also zu einem anderen Hormonumfeld im Körper. Denn das Nervensystem in Form der Hirnanhangsdrüse schüttet zwar selbst recht wenig Hormone aus, diese Hormone führen aber zu Kettenreaktionen und regen auch andere Hormondrüsen an, zum Beispiel die der Nebennieren.

Das Hormonumfeld am Morgen

Nach dem Schlaf in der Nacht, in der das parasympathische Nervensystem dominiert, hat direkt nach dem Aufwachen das sympathische Nervensystem die Oberhand. In diesem Hormonumfeld befinden sich hauptsächlich die Hormone Cortisol, Adrenalin und Glukagon, die die Gegenspieler zum Hormon Insulin sind. Das bedeutet, dass bei einem hohen Level an Cortisol, Adrenalin und Glukagon gleichzeitig das Level an Insulin sehr niedrig ist. Das ist auch plausibel, da wir direkt nach dem Aufstehen bereits mehrere Stunden nichts gegessen haben, somit kein Blutzuckeranstieg stattfand und die Bauchspeicheldrüse daher keine Veranlassung hatte, Insulin auszuschütten.

Zwar kann das „Stresshormon" Cortisol negative Auswirkungen für den Körper haben. Aber: Der Cortisolspiegel am Morgen ist leicht erhöht, fällt aber nach 30 bis 60 Minuten wieder ab. Auch ist die Erhöhung des Cortisolspiegels bei einer tatsächlichen Stresssituation im Laufe des Tages bis zu zehnmal höher als diese kurzfristige Erhöhung morgens. Überhaupt hat die leichte Erhöhung am Morgen den Vorteil, dass dadurch Nährstoffe in das Blut freigesetzt und der Körper – und damit auch dein Gehirn - mit Energie versorgt wird.

Neben Cortisol will auch das Hormon Glukagon den Körper in einem Hungerzustand mit Energie versorgen. Es sorgt dafür, dass das in der Leber gespeicherte Glykogen schrittweise in das Blut freigegeben wird. Die Wirkung des Adrenalins als Aufputschmittel ist hierbei zu vernachlässigen, da das übliche Level in dieser Situation sehr klein ist. Außerdem hat Adrenalin eine sehr geringe Halbwertszeit und führt daher nur zu einer sehr kurzen Reaktion im Körper.

Insgesamt führt das Hormonumfeld dazu, dass wir morgens einen stabilen, eher niedrigen Blutzuckerspiegel haben, wenn wir keine Nahrung aufnehmen. Der Körper befindet sich in einer Homöostase (Gleichgewicht) und wird optimal durch die Leber versorgt – vorausgesetzt natürlich, dass am Abend vorher genug gegessen wurde (Horn, 2018).

Exkurs: Wann Cortisol schädlich sein kann

Cortisol ist genau dann schädlich, wenn du so viel Stress hast (egal ob im Beruf oder Privatleben), dass dein Cortisol-Spiegel ständig extrem hoch ist. Da Cortisol der Gegenspieler zu Testosteron ist, bedeutet das gleichzeitig, dass dein Testosteronlevel sehr gering ist. Das führt unter anderem dazu, dass dem Körper Wasser entzogen wird und sich dein Gemützustand verändert: Du wirst antriebslos und weniger aktiv. Daraus ergibt sich leicht eine Teufelsspirale, wenn du durch deine Antriebslosigkeit bei der Arbeit noch weniger schaffst und es dadurch (noch) stressiger wird. Letztlich färbt das auf andere Bereiche deines Lebens ab: Stoffwechselstörungen, Übergewicht, Diabetes und psychische Störungen kommen damit oft einher.

Wenn du den Verdacht hast, einen hohen Cortisolspiegel zu haben, solltest du zunächst versuchen, die Ursache(n) (beispielsweise die Arbeit) zu beseitigen.

Folgende Mittel senken ebenfalls den Cortisolspiegel:

- Eine gesunde, ausgewogene Ernährung und eine Supplementierung von Omega-3-Fettsäuren (Delarue, et al., 2003)
- Moderater Sport (Rimmele, Zellweger, Marti, Seiler, & Heinrichs, 2007) (exzessiver Sport kann das Cortisol sogar erhöhen) (Hackney & Viru, 1999)
- Ausreichender Schlaf (Bassett, Lupis, Gianferante, Rohleder, & Wolf, 2015)
- Lachen und Spaß im Allgemeinen (Vlachopoulos, et al., 2009)
- Entspannungsübungen (Hirotsu, Tufik, & Andersen, 2015)

Ghrelin und die Angst vor dem Verhungern

Da sich der Körper im Fastenzustand in einem Gleichgewicht optimaler Versorgung befindet, würdest du nun bestimmt erwarten, dass es für ihn keinen Grund gibt, nach Nahrungsaufnahme zu verlangen. Grundsätzlich ist dieser Ansatz auch so richtig, allerdings macht uns da das Hormon Ghrelin einen Strich durch die Rechnung. Dieses Hormon wird von der Magenschleimhaut und Bauchspeicheldrüse gebildet und sorgt für eine Anregung des Appetits. Allerdings wird es nicht ausgeschüttet, wenn wir wirklich Nährstoffe benötigen, sondern zu dem Zeitpunkt, an dem wir normalerweise essen würden. Eine Person, die jeden Tag um 8:00 Uhr morgens frühstückt, wird jeden Tag genau um diese Uhrzeit Hunger verspüren, da jeden Tag genau zur gleichen Uhrzeit Ghrelin ausgeschüttet wird. Behalte das im Hinterkopf, wenn du das High-Performing-Konzept die ersten Tage ausprobierst, da du morgens Hunger verspüren wirst. Das ist kein Anzeichen dafür, dass du jetzt Nahrung brauchst, um produktiv arbeiten zu können, sondern eine Ausschüttung des Hormons Ghrelin. Die gute Nachricht: Studien weisen darauf hin, dass der Zeitpunkt der Ausschüttung trainierbar ist. Nachdem du das High-Performing-Konzept mehrere Tage ausprobiert hast, wirst du merken, dass sich der Zeitpunkt der Ausschüttung immer weiter nach hinten verschieben und du damit immer später Hunger haben wirst. Außerdem solltest du für jede Ghrelin-Ausschüttung dankbar sein: Laut neuesten Studien regt Ghrelin indirekt die Produktion neuer Hirnzellen an und hat somit mittelfristig einen positiven Effekt auf deine Denkleistung.

Was wir vermeiden sollten – Frühstück als unwichtigste Mahlzeit des Tages

Wie du gerade gelernt hast, haben wir nach dem Aufstehen im Fastenzustand einen stabilen Blutzuckerspiegel und das Gehirn wird durch die Leber optimal mit Nährstoffen versorgt. Außerdem bietet das Fasten dem Körper weitere Vorteile: Besonders dein stark beanspruchter Verdauungstrakt kann sich erholen. Verdauung ist grundsätzlich extrem anstrengend für den Körper, egal wie gesund du dich ernährst. Weiterhin werden durch Fasten die Mitochondrien (die „Kraftwerke der Zellen") optimiert und teilweise erneuert, was zu einer besseren Energiebereitstellung führt.

Aber was würde passieren, wenn du morgens essen würdest? Zunächst würde sich das hormonelle Umfeld ändern (siehe Seite 64): Ghrelin und Glukagon würden sinken, währenddessen geht der Blutzuckerspiegel nach oben, was leicht zeitverzögert zu einem Insulinanstieg führt, der wiederum abfällt, wenn sich der Blutzuckerspiegel normalisiert hat. Dabei kann es auch vorkommen, dass zu viel Insulin für den vorhandenen Zucker gebildet wird. Die Folge ist, dass der Blutzuckerspiegel zu niedrig wird, um optimal versorgt werden zu können. Letztlich führt das wieder zu Müdigkeit.

Zusätzlich muss der Verdauungstrakt arbeiten: Je nach Lebensmittel und Menge braucht er dafür mehrere Stunden! Für diesen Prozess müssen eine Menge Energie und Sauerstoff aufgebracht werden. Diese Mengen fehlen bei der Versorgung des Gehirns – du wirst automatisch weniger leistungsfähig.

Durch diese und weitere Prozesse befindet sich der Körper dann wieder im parasympathischen Nervensystem – und das zu einem Zeitpunkt, an dem du leistungsfähig sein musst. Im Büroalltag versuchen viele, mit mehreren Tassen Kaffee die Müdigkeit zu besiegen und zumindest bis zum Mittagessen durchhalten zu können. Danach folgt der gleiche Prozess bis zum Abendessen. So schleppen sich die meisten von Tag zu Tag, ohne einmal am Tag wirklich leistungsfähig zu sein.

Verdauungssystem und Gehirnleistung

Das Fasten hat eine positive Wirkung auf die Regeneration des Dünndarms. Bei jedem Verdauungsprozess kommt es zu Abnutzungserscheinungen an der Darminnenwand: Darmzellen werden gelöst, wodurch neue gebildet werden können – doch dafür braucht es Zeit und eine Pause von der Verdauung, die der Darm durch eine Fastenperiode bekommt.

Doch welchen Einfluss hat ein gut funktionierender Darm auf unser Gehirn? Darm und Gehirn sind durch die sogenannte Darm-Hirn-Achse miteinander verbunden und kommunizieren über den Vagusnerv wechselseitig miteinander. Unsere Darmflora mit den natürlich vorkommenden Darmbakterien sendet dabei über die Darmschleimhaut Informationen an das Gehirn und hat somit einen direkten Einfluss auf unsere Gedächtnisleistung, unsere Emotionen und unser Stressempfinden. Das heißt, ein gesunder Darm hat positive Auswirkungen auf das Gehirn.

Das Fasten gibt dir einen Vorteil, aber auch andere Faktoren können deinen Darm positiv beeinflussen. Neben einer ausgewogenen Ernährung (das „80/20-Prinzip" und die „5-4-3-2-1-Regel" kann man nicht oft genug erwähnen, siehe Seite 16 und 17) sind regelmäßiger Sport und ausreichender Schlaf wichtig für eine gute Darmflora. Auch probiotische Lebensmittel können die Darmflora positiv beeinflussen: Wenn du dein Fasten brichst, kann der Verzehr von Kimchi, rohem Sauerkraut oder Kefir einen positiven Effekt haben. Für eine gute Verdauung bereits im Magen sorgt Apfelessig: Ein bis zwei Esslöffel in Kombination mit frisch gepresstem Zitronensaft bereiten deine Magensäure darauf vor, dass er in Kürze Nährstoffe verwerten muss. Vermeiden solltest du dagegen, direkt vor oder beim Essen Wasser zu trinken: Dieses verdünnt die Magensäure, was einen gegenteiligen Effekt bewirkt. Ich weiß, dass man gerade in Restaurants der gesellschaftlichen Konvention unterliegt, vor dem Essen ein Getränk zu bestellen. Für dein allgemeines Wohlbefinden solltest du dieses jedoch als Dessert konsumieren.

Ein weiterer, wichtiger Punkt für eine gut funktionierende Verdauung ist eine ausreichende Menge an Ballaststoffen. Solltest du die Prinzipien einer ausgewogenen Ernährung einhalten, nimmst du automatisch genügend Ballaststoffe zu dir. Die DGE (Deutsche Gesellschaft für Ernährung) empfiehlt mindestens 30 g pro Tag. Aber was sind Ballaststoffe genau? Hierbei handelt es sich um einen Sammelbegriff für Nahrungsbestandteile, die vom Körper nicht oder nur unvollständig abgebaut werden können. Daher haben sie auch keine Kalorien. Neben der Stärkung der Darmflora sind Ballaststoffe gerade für die in diesem Buch vorgestellte Ernährungsweise interessant: Sie sorgen für einen langsameren Insulinausstoß, da der Verdauungtrakt nicht seine volle Aufmerksamkeit auf die Nahrungsbestandteile richten kann, die einen Insulinausstoß verursachen. Gerade tagsüber möchte ich dir daher empfehlen, zu Snacks Lebensmittel mit einem großen Ballaststoffanteil hinzuzufügen.

Unabhängig von diesen Tipps ist ebenfalls empfehlenswert, ein- bis zweimal im Jahr eine Darmreinigung durchzuführen, denn neben den positiven Effekten für die Gedächtnisleistung kann ein nicht optimal funktionierender Darm auch Ursache für diverse Symptome wie Gliederschmerzen und chronische Müdigkeit sein.

Weitere gesundheitliche Vorteile vom Fasten

Bereits aus dem Kapitel über die Kohlenhydrate (siehe Seite 20) weißt du, dass es Methoden gibt, um eine gestörte Insulinregulation zu vermeiden. Mehrere Studien haben ergeben, dass intermittierendes Fasten einen positiven Effekt auf die natürliche Insulinregulation des Körpers haben kann: Schon nach einem zweiwöchigen Zeitraum ließ sich eine deutliche Verbesserung feststellen (Halberg, et al., 2005). Außerdem zeigte sich, dass intermittierendes Fasten sogar besser funktioniert als eine Kalorienrestriktion zur Verbesserung der Insulinregulation (Harvie, et al., 2011).

Das Beste aus allen Methoden – so erreichst du deine optimale Leistungsfähigkeit

Gerade hast du erfahren, dass du in einem Zustand des Fastens am leistungsfähigsten bist. Wäre es dann nicht am besten, wenn du mehrere Tage oder sogar noch länger fasten würdest? Das kann man mit einem klaren „Nein" beantworten! Mein High-Performing-Konzept basiert darauf, dass die Glykogenspeicher, sowohl die der Leber als auch die der Muskeln, gefüllt sind. Wäre das nicht der Fall, würde das Gehirn im Zustand des Fastens nur unzureichend Energie bekommen – zumindest solange, bis der Körper sich an den Fettstoffwechsel adaptiert hat oder die Glukoneogenese (Herstellung von Glukose durch körpereigene Stoffe) einsetzt.

Exkurs: Fettstoffwechsel und ketogene Ernährung

Wie bereits oben erwähnt sind Kohlenhydrate im Gegensatz zu Fetten und Eiweißen nicht essenziell für den Körper – er kann also ohne diese überleben. Allerdings wird das Gehirn im Normalfall durch Glykogen versorgt. Die spannende Frage ist daher, wie sich der Körper anpasst, wenn über einen längeren Zeitraum wenige Kohlenhydrate zur Verfügung stehen (in Summe maximal 30 g Kohlenhydrate am Tag).
Je nach Betätigungsvolumen und je nachdem, wie stark die Glykogenspeicher vorher gefüllt waren, sind diese üblicherweise nach 24 bis 72 Stunden leer, sollten nur wenige Kohlenhydrate zugeführt worden sein. Vereinfacht gesagt werden als Ersatz für die Kohlenhydrate sogenannte Ketonkörper aus den Fettsäuren gezogen, die dann das Gehirn mit Energie versorgen. Durch das Körperfett kann der Körper bis zu 60 Tage ohne Nahrung überleben. Die Umstellung auf Ketonkörper ist für den Körper jedoch nicht leicht und kann mehrere Wochen dauern. Viele Probanden klagen über Kopfschmerzen in den ersten Tagen, da auch das Gehirn seine Energiezufuhr umstellen muss. Danach kann der Körper aber genauso effektiv wie vorher arbeiten. Viele berichten sogar von einer gesteigerten Konzentration und einem besseren Wohlempfinden. Ist also eigentlich diese Ernährungsform der Heilige Gral? Sicherlich funktioniert diese Art der Er-

nährung sehr gut, auch in Bezug auf das in diesem Buch vor-
gesehene Ziel, und zwar die Konzentrationsfähigkeit signifikant
zu steigern. Ein anderes Ziel ist allerdings, dass du eine Ernährungsweise kennenlernst, die du dein Leben lang durchführen
kannst.

Gerade in der Lebensmittelauswahl wird man durch die Kohlen-
hydratgrenze von 30 g pro Tag extrem eingeschränkt. Stell dir
vor, du könntest nie wieder regelmäßig Pizza, Eis oder Nudeln
essen! Ein weiterer Nachteil ist, dass du nicht mehr komplett
aus dem vielfältigen Spektrum von Obst und Gemüse wählen
kannst. Zwar gibt es Möglichkeiten, Mangelerscheinungen zu
vermeiden, allerdings haben viele Obst- und Gemüsesorten weitere positive Effekte. Wusstest du zum Beispiel, dass eine erste
Studie zeigt, dass schon der Verzehr einer Kiwi am Abend deine Schlafqualität signifikant verbessern kann (Lin, Tsai, Fang,
& Liu, 2011)?

Die perfekte Fastendauer

Ziel ist nun also, eine perfekte Kombination aus Fastenphase und Essensphase zu finden. Da sich in der Leber nur 80 bis
150 g Glukose befinden und allein das Gehirn 120 g am Tag verbraucht, sollte man jeden Tag seine Speicher füllen. Dazu gibt
es noch eine dritte Möglichkeit des Körpers, ihn mit Energie zu
versorgen: Die Leber ist in der Lage, aus Laktat, Aminosäuren
und Glycerin Glykogen selbst herzustellen. Das Verfahren wird
als Glukoneogenese bezeichnet – ein Prozess, der nicht sehr effizient ist, denn hierbei setzt der Körper eine Menge Energie ein,
um Energie zu erzeugen.

Da die verfügbare Menge an Glykogen in der Leber extrem
schwankt, ist es schwer, eine perfekte Stundenzahl zu definie-

ren, in der gefastet werden sollte. Erprobt ist eine Fastendauer von 16 Stunden, und diese möchte ich auch hier als Richtwert vorgeben. Im Einzelfall kann eine Verringerung oder Erhöhung der Fastenzeit sinnvoll sein! Noch eine gute Nachricht: Nach derzeitigem wissenschaftlichen Kenntnisstand ist es egal, in welchen Zeiträumen du am Tag fastest. Im Hinblick auf unser Ziel, zu den richtigen Zeitpunkten im sympathischen Nervensystem zu agieren, bietet sich natürlich ein Fastenzeitraum an, in dem du produktiv sein möchtest. Während für einen Angestellten in einem klassischen Nine-to-five-Job wahrscheinlich ein Fastenfenster von 20:00 bzw. 21:00 Uhr bis 12:00 bzw. 13:00 Uhr am nächsten Tag optimal ist, bietet sich bei einem Schichtarbeiter mit einer Arbeitszeit von 14:00 bis 22:00 Uhr ein Fastenfenster von 2:00 Uhr morgens bis 18:00 Uhr abends an.

Moment – gab es nicht noch eine Fastenmethode mit Tagen, an denen du gar nichts isst und dafür an anderen Tag einer Routine folgst, die Frühstück, Mittag- und Abendessen beinhaltet? Die „Eat-stop-eat"-Methode ist auch in vielen Kreisen sehr populär. Meiner Meinung nach ist sie durchaus besser, als gar keine Fastenperioden einzubauen, hat aber auch ein paar Nachteile: Der erste Nachteil ist, dass du keiner fixen, täglichen Routine folgst. So ist es schwieriger, neue Gewohnheiten zu implementieren und beizubehalten. Machst du jeden Tag das Gleiche, ist es für den Körper viel einfacher, dem Muster zu folgen. Ein weiterer Nachteil liegt im Hormonumfeld begründet. Das bereits beschriebene Hormon Ghrelin wird an den Tagen, an denen du fasten musst, allgegenwärtig sein. Außerdem hat eine Studie aus den USA die Ernährungsformen vom „Eat-stop-eat" und „16/8" gegenübergestellt, wobei es einen klaren Sieger gab: Die Gruppe, die „16/8" genutzt hat, hat im Schnitt weniger Kalorien zu sich genommen, 3 % Körperfett abgenommen und hatte einen niedrigeren Blutdruck (Trepanowski, et al., 2017). Eine weitere Studie bestätigt den Effekt einer blutdrucksenkenden Wirkung, sobald mehr als acht Stunden am Stück gefastet wird (Gabel, et al., 2018).

Was hast du gelernt?

Nach diesem umfassenden, wissenschaftlichen Input ist es Zeit für ein Zwischenfazit, um die gewonnenen Erkenntnisse Revue passieren zu lassen:

1) Ausgangslage: Die typische, westliche Ernährungsweise setzt sich aus einer Menge an verarbeiteten Lebensmitteln zusammen. Dadurch kann es zum einen zu einem Mangel an Vitaminen und Mineralstoffen kommen, zum anderen hat das auch mittel- und langfristige Auswirkungen auf den Körper. Diabetes und andere Zivilisationskrankheiten sind die Folge.
Lösung: Durch Anwendung des „80/20-Prinzipes" und der „5-4-3-2-1-Regel" (siehe Seite 16 und 17) kannst du diesen Zustand umgehen.
2) Ausgangslage: In unserer Gesellschaft halten sich weiterhin Paradigmen, wie zum Beispiel „das Frühstück ist die wichtigste Mahlzeit des Tages", obwohl diese nicht wissenschaftlich untermauert werden können.
Lösung: Du verstehst nun, wie der Körper funktioniert. Dadurch kannst du selbst abwägen, ob eine Ernährungsweisheit seine Daseinsberechtigung hat oder nur ein Mythos ist.
3) Ausgangslage: Besonders Kohlenhydrate sorgen für einen Insulinausstoß, aber auch Fette und Proteine können ab einer gewissen Menge einen solchen auslösen. Du hast gelernt, dass es für den Körper schädlich sein kann, wenn er den ganzen Tag

Insulin ausstoßen muss.

Lösung: Ein Verzicht von Kohlenhydraten über mehrere Stunden des Tages ist vorteilhaft. Auch Fett und Proteine sollten in dem Zeitraum nur in Maßen gegessen werden, damit ein Insulinausstoß vermieden wird.

4) Ausgangslage: Das vegetative Nervensystem hat unter anderem zwei Bestandteile, und zwar das sympathische und das parasympathische Nervensystem, die antagonistisch (als Gegenspieler) funktionieren. Nach dem Aufstehen befindet sich der Körper im sympathischen System, ist also leistungsfähig. Diesen Zustand zerstören wir durch eine Mahlzeit und fühlen uns schlapp und träge.

Lösung: Du hast erfahren, dass aufgenommene Nahrung einen direkten Zusammenhang zum hormonellen Umfeld deines Körpers und damit auch zum Zustand des vegetativen Nervensystems hat. Du weißt nun, dass Kohlenhydrate einen starken Einfluss auf den Insulinausstoß haben, Proteine und Fette dagegen nur einen kleinen, den du jedoch nicht vernachlässigen solltest. Es bietet sich logischerweise an, tagsüber auf Kohlenhydrate zu verzichten und nur moderate Mengen Protein und Fett zu essen, um nicht in das parasympathische Nervensystem zu „rutschen" und in dem „Fight or Flight"-Modus zu bleiben.

5) Ausgangslage: Ein großer Punkt der westlichen Ernährungsweise ist die ständige Zufuhr von Nahrung. Dadurch wird der Körper einer großen Belastung ausgesetzt, ohne dass er die nötigen Ruhepausen einlegen kann.

Lösung: Du weißt jetzt, dass du nicht ständig essen musst, um leistungsfähig zu sein. Außerdem hast du gelernt, dass eine tägliche Fastenperiode gesundheitliche Vorteile mit sich bringt. Ein Fastenfenster von 16 Stunden, gefolgt von einer Essensphase von acht Stunden, ist dabei laut aktueller Datenlage eine optimale Möglichkeit, diesen gesundheitlichen Vorteil auszunutzen.

6) Ausgangslage: Der Körper funktioniert nur, wenn er genug Nährstoffe bekommt.

Lösung: Du verstehst nun, wie die Prozesse im Körper funktionieren und dass der Körper umfassende Speicher für jegliche Nährstoffe besitzt. Wenn du tagsüber wenig isst, solltest du diese Speicher am Abend wieder auffüllen, um am nächsten Tag leistungsfähig zu sein.

Zusammengefasst weißt du jetzt, wie du dich ernähren solltest, um kurzfristig leistungsfähig arbeiten zu können und dabei langfristig gesund zu bleiben. Aber welche Rahmenbedingungen müssen erfüllt sein, damit eine gute Ernährung auch zu einer besseren Konzentrationsfähigkeit führt? Reichen fünf Stunden Schlaf? Ist es gesund, den ganzen Tag nur auf einem Bürostuhl zu sitzen? Diese und weitere Fragen möchte ich im folgenden Kapitel beantworten.

Neben der Ernährung gibt es noch zwei weitere Faktoren für einen gesunden Körper: Sport und Schlaf. Stell dir einen dreibeinigen Hocker vor. Was passiert, wenn eins der Beine morsch oder kaputt ist? Richtig, der Hocker fällt um. Genauso ist es bei den Faktoren Ernährung, Sport und Schlaf. Vernachlässigst du einen dieser Bausteine über einen längeren Zeitraum, hat das fatale Auswirkungen auf deine allgemeine Leistungsfähigkeit.

Sport und Bewegung

Du weißt jetzt, was eine gute und ausgewogene Ernährung ausmacht. Im besten Fall hast du bisher schon einiges richtig gemacht, indem du die Lebensmittelauswahl so getroffen hast, dass du die Grundprinzipien einer ausgewogenen Ernährung erfüllt hast. In dem Fall möchte ich dir gratulieren: Du bist in einem ausgezeichneten Zustand, wahrscheinlich fühlst du dich insgesamt sehr fit und deine Organe arbeiten so, wie sie sollten. Bestimmt bist du auch recht selten krank, machst regelmäßig Sport und hast deinen Alkoholkonsum im Griff. Gleichzeitig gehörst du aber zu einem sehr kleinen Kreis, denn die meisten Menschen folgen eher den Prinzipien einer normalen, westlichen Ernährung. Daher möchte ich, obwohl dieses Buch explizit kein Diätbuch ist (wie bereits gesagt, gibt es dafür schon genug gute Bücher), kurz darauf eingehen, welche Vorteile es für deine Leistungsfähigkeit hat, wenn du weder Unter- noch Übergewicht hast.

Doch was versteht man überhaupt unter Normalgewicht? Sicherlich kennst du den Begriff Body-Mass-Indexes (BMI), der Körpergewicht und -größe in Relation zueinander setzt, wodurch sich rechnerisch eine Zahl ergibt. Diese Zahl kannst du in einer Tabelle einordnen und je nachdem, in welchem Bereich du dich befindest, soll sie eine Aussage darüber treffen, ob du ein normales Gewicht hast. Das Problem an dieser Berechnung ist, dass muskulöse Menschen ein wenig „zu schlecht" abschneiden, da die schwere Muskelmasse einen hohen BMI verursacht, obwohl es sich nicht um Fettmasse handelt.

Gibt es stattdessen eine bessere Möglichkeit? Tatsächlich gibt es sogar einige Methoden, die mehrere Parameter in die Berechnung mit einfließen lassen und damit genauer sind. Allerdings steigt der Aufwand zur Berechnung auch mit der Anzahl der benötigten Parameter - und dieser Aufwand würde für unser Ziel, und zwar eine einfache Einschätzung zu erlangen, zu weit gehen. Daher möchte ich dich dazu animieren, deinen BMI auszurechnen, ihn in einer Tabelle einzuordnen und selbst zu beurteilen, ob du so muskulös bist, dass die Berechnung wenig Sinn macht. Allzu genau solltest du das ganze Thema aber auch nicht nehmen: Es gibt je nach Alter und Geschlecht ein sehr großes Spektrum, das ein Normalgewicht definiert: Bei Frauen zwischen 19 und 24 Jahren liegt der optimale BMI zwischen 19 und 24, bei Männern zwischen 19 und 24 bei 21 bis 26. Je älter man ist, desto mehr verschieben sich die Bereiche nach oben. Solange du in diesen Bereich fällst, solltest du keine gesundheitlichen Nachteile durch mögliches Unter- oder Übergewicht haben.

Empfehlungen bei Untergewicht

Da bei dem hier vorgestellten High-Performing-Konzept mit Fastenzeiträumen gearbeitet wird, ist diese Ernährungsweise für jemanden mit Untergewicht nicht unbedingt geeignet, da sich der Zeitraum der Nahrungsaufnahme verkürzt, was tendenziell zu einer geringeren Nahrungsaufnahme führt. Ich möchte dir in diesem Fall empfehlen, zunächst zuzunehmen, bevor du mit dem intermittierenden Fasten anfängst. Aber auch hier gilt „Du bist, was du isst": Versuch, deine Gewichtszunahme mit möglichst vielen unverarbeiteten Lebensmitteln abzudecken. Insbesondere Nüsse und Trockenfrüchte haben eine hohe Kaloriendichte und strotzen vor Vitaminen, Mikronährstoffen und

Ballaststoffen.

Empfehlungen bei Übergewicht

Bei leichtem Übergewicht kannst du einfach mit dem intermittierenden Fasten starten. Da du nun auf deine Ernährung achtest und mehr unverarbeitete Lebensmittel isst, solltest du schneller gesättigt sein und dadurch automatisch weniger Kalorien zu dir nehmen. Das Fastenfenster tut sein Übriges: Du wirst tagsüber weniger Hunger haben und durch den konstanten Blutzuckerspiegel auch weniger Heißhungerattacken erleben. Außerdem wirst du weniger Zeit für deine Nahrungsaufnahme haben und daher automatisch weniger essen. Bereits innerhalb weniger Wochen sollte sich dein Gewicht auf ein Normalniveau im Sinne des BMI reguliert haben. Bitte mach dir nicht den Stress und zähle Kalorien. Versuch eher, auf deinen Körper zu hören und ihm viel gesunden Treibstoff zu geben.

Bei starkem Übergewicht kannst du mit dem hier vorgestellten Ernährungsprinzip auch sofort starten, allerdings solltest du deine Kalorienzufuhr im Blick behalten. Im Internet gibt es mehrere Rechner, die deinen Kalorienbedarf bestimmen (auch hier gilt: Je mehr Daten der Rechner von dir verlangt, desto genauer ist tendenziell der berechnete Kalorienbedarf). Achte nun darauf, dass du jeden Tag 500 bis 800 kcal weniger isst, als du verbrauchst. Ein Kilogramm Körperfett hat 7000 kcal, sodass du leicht ausrechnen kannst, wie lange du brauchst, um auf ein Niveau mit Normalgewicht zu kommen. Bei zwei Kilogramm Übergewicht müsstest du demnach 14000 kcal einsparen, was bei einem täglichen Defizit von 500 kcal 28 Tagen entsprechen würde. Du wunderst dich, dass das so einfach ist? Du denkst dir, dass das doch nicht funktionieren kann, wenn es so simpel ist?

Letztendlich funktioniert jedes Diätprogramm durch ein normales Kaloriendefizit. Da sich unspektakuläre Sachen nicht gut verkaufen, wird daraus immer mehr gemacht. Also: Entspann dich! Bitte halte bei starkem Übergewicht Rücksprache mit deinem Arzt.

Die Einstellung zur Ernährung

Wenn du schon dein Leben lang Probleme mit der Ernährung hast, möchte ich dir ein paar Denkanreize geben, um deine Einstellung zur Ernährung zu überdenken. Mehrere Studien haben gezeigt, dass das Gewicht deiner Eltern eng mit deinem Gewicht korreliert (Maffeis, Talamani, & Tato, 1998). Statistische Analysen legen sogar nahe, dass familiäre Faktoren den BMI stärker beeinflussen als Umweltfaktoren (Guillaume, Lapidus, Beckers, Lambert, & Björntorp, 1995). Neben der genetischen Veranlagung ist auch eine Aneignung der Verhaltensweisen der Eltern durch die Kinder möglich.

Letztlich führt also eine Anhäufung von Verhaltensweisen zu Übergewicht, wenn deine Eltern ebenfalls übergewichtig waren. Das lässt sich zum Beispiel durch Ernährungsweisheiten einfach erklären: Wenn deine Eltern dir jahrzehntelang gesagt haben, dass du regelmäßig essen musst, um durchgehend leistungsfähig zu sein, dann wirst du dieses Verhalten mit einer sehr hohen Wahrscheinlichkeit adaptiert haben. Hier hilft dir nur, dass du versuchst, dein Verhalten aus einer Vogelperspektive zu beobachten und sachlich zu evaluieren. Überlege dir genau, welches deiner Verhaltensmuster emotionsgetrieben ist und welches sachliche Gründe hat. Eliminier daraufhin die Verhaltensmuster, die rational keinen Sinn machen. Auch auf den ersten Blick kleine Gewohnheiten können auf einen langen Zeitraum einen großen Effekt haben. Vereinfacht möchte ich dir das an folgendem Beispiel zeigen: Person A isst den ganzen Tag ausgewogen und erreicht täglich genau seine Erhaltungskalorien in Höhe von 2000 kcal. Person B isst genau das Gleiche, nur hat er sich angewöhnt, am Abend eine kleine Tüte Chips zu essen und kommt daher auf eine Kalorienzufuhr von 2300 kcal täglich, also einem kleinen Kalorienüberschuss von 300 kcal. Du weißt, wie viel Kalorien ein Kilogramm Körperfett hat (zur Erinnerung: 7000 kcal) und kannst ausrechnen, wie viel Kilogramm Fett Person B in einem Jahr zunimmt: 15,64 kg! Du siehst, kleine Effekte können, sofern sie dauerhaft auftreten, langfristig zu einem großen Effekt werden.

Die meisten Menschen glauben, dass sie zwischen Weihnachten und Neujahr dick werden, dabei hat sich das Übergewicht bereits im Laufe des Jahres angesammelt. Sie werden zwischen Neujahr und Weihnachten dick. Das beschreibt diese Thematik treffend, aber auch die andere Seite der Medaille: Ein „Cheat Day" allein hat keinen großen Effekt. Wenn du dir also „mal" etwas gönnen möchtest, dann mach das ruhig und genieß es!

Einfluss von Sport auf dein Gehirn

Auch beim Sport greift die Macht der Gewohnheit: Beständigkeit ist nach der „Muscle and Strength Training Pyramid" die wichtigste Komponente für Erfolg im Muskelaufbau (Helms, Morgan, & Valdez, 2019). Das lässt sich genauso auf andere Sportarten übertragen. Ich möchte dir hier nicht einen speziellen Sport vorschreiben, denn der beste Sport, den du machen kannst, ist der,

der dir am meisten Spaß macht! Denn dadurch findest du auch langfristig Gefallen daran. Aber warum gibt es zu dem Thema ein ganzes Kapitel? Weil Sport einen großen Einfluss auf unsere Gehirnaktivität hat!

Sport zur Verbesserung der Erinnerungsfähigkeit

Studien bei Probanden verschiedenen Alters haben gezeigt, dass Sport den Teil des Gehirns vergrößert, der für die Erinnerungsfähigkeit verantwortlich ist, und zwar den Hippocampus (Chaddock, et al., 2010; Thomas, et al., 2016; Erickson, et al., 2011). Weitere Forschungen zeigen, dass eine moderate körperliche Aktivität während des Lernens einen positiven Einfluss auf die Erinnerungsfähigkeit hat (Coles & Tomporowski, 2008; Pesce, Crova, Cereatti, Casella, & Belucci, 2009; Winter, et al., 2007; Schmidt-Kassow, et al., 2014). Schon jetzt haben viele Unternehmen zumindest Steharbeitsplätze, denn: Arbeiten im Stehen verbraucht 50 kcal mehr pro Stunde als im Sitzen. Das sind 400 kcal pro Arbeitstag und 2000 kcal pro Arbeitswoche. Kleinvieh macht auch Mist! Du siehst, was eine gute bzw. schlechte Gewohnheit für riesige Effekte haben kann. Noch besser wären allerdings Laufbänder im Büro. Denn auch hier können wir uns an unseren Vorfahren orientieren: Vor mehreren Tausend Jahren war es noch normal, mehrere Kilometer pro Tag zu gehen, um Essen zu sammeln oder Tiere zu jagen.

Neben der Verbesserung der Erinnerungsfähigkeit und der Erhöhung des Kalorienverbrauchs hat das Gehen während der Arbeit einen weiteren Vorteil: Eine Studie konnte zeigen, dass die Kreativität deutlich zunimmt (Oppezzo & Schwartz, 2014).

82

Einfluss von Sport auf deinen Körper

Auch die allgemeine, mentale Gesundheit wird durch Sport positiv gestärkt. So bewirkt Sport eine leichte Linderung von Depressionen, sorgt aber auch bei gesunden Personen für einen positiven Effekt: Neben einem messbaren Endorphin-Ausstoß (das ist das Glückshormon unseres Körpers) wird auch der Rezeptor angesteuert, der bei Cannabis-Konsum in Gang gesetzt wird (Fuss, et al., 2015). Ich möchte dir damit nicht sagen, dass Sport dein Leben komplett zum Positiven wendet und dich sofort glücklich macht – es ist vielmehr ein Puzzleteil in einer Reihe von Entscheidungen, die dein Leben positiv beeinflussen können.

Sport zur besseren Konzentration

Der wichtigste, positive Effekt am Arbeitsplatz ist die Erhöhung der Konzentration am Arbeitsplatz. Studien haben gezeigt, dass schon moderate Sporteinheiten mit einer Länge von 20 Minuten einen positiven Einfluss auf die Fähigkeit haben kann, sich ohne Ablenkung einer Aufgabe zu widmen (Hillman, et al., 2014). Die Aufmerksamkeitsspanne nahm deutlich zu, wenn Sport getrieben wurde (Altenburg, Chinapaw, & Singh, 2016).

Was wir daraus lernen

Die Studienlage zeigt insgesamt, dass Sport immer einen positiven Effekt auf unsere kognitive Leistungsfähigkeit hat. Dabei hat ab und zu ausgeführter Sport bereits kurzfristig einen positiven Effekt, chronischer Sport kann diesen Effekt sogar noch ausbauen (Zimmer, Oberste, & Bloch, 2015). Was kannst du daraus mitnehmen? Auch wenn ich dir Empfehlungen geben werde, wie und in welcher Menge du Sport in deinen Alltag integrieren solltest, ist folgender Grundsatz wichtig: Jede Einheit Sport hat einen positiven Effekt. Wenn du dich nach einer langen Zeit ohne Sport beim Gedanken erwischen solltest, dass ja „eine Einheit sowieso nur ein Tropfen auf dem heißen Stein" ist, denke daran, dass auch die eine Einheit einen Vorteil bringt. Außerdem kann jede Einheit der Start zu etwas Großem sein. Jeder Marathonläufer hat irgendwann einmal damit angefangen, mit Mühe 15 Minuten laufen zu können. Warum solltest du es also nicht auch schaffen? Denk groß! Trainier deinen Körper und damit dein Gehirn.

Sport und Alltag – wie klappt das?

Bist du berufstätig, hast du vielleicht sogar eine Familie, dann wird dir schnell die Ausrede einfallen, dass du ja eigentlich keine Zeit für Sport hast. Obwohl ich der Meinung bin, dass man immer Zeit hat, nur eben die Prioritäten anders setzen muss (Bitte verstehe das nicht falsch! Es gibt auch Lebensphasen, in denen andere Dinge Vorrang genießen. Das ist nur meistens nicht der Fall.), also theoretisch eine richtige Sporteinheit möglich sein müsste, möchte ich dir zunächst Empfehlungen geben, um deinen grundsätzlichen Aktivitätsgrad zu erhöhen:

1) Gestalte deinen Arbeitsweg sportlicher. Höchstwahrscheinlich wirst du mit öffentlichen Verkehrsmitteln oder dem Auto

zur Arbeit fahren. Im ersten Fall würde ich dir vorschlagen, entweder mit dem Fahrrad zu fahren oder aber ein paar Stationen früher auszusteigen, um den Rest des Weges zu Fuß zu gehen. Jeder Schritt zählt! Wenn du mit dem Auto fährst, solltest du überlegen, ob du die Strecke mit dem Fahrrad zurücklegen kannst.

2) Denk kreativ, spar Zeit. Deutsche Autofahrer stehen pro Jahr etwa 120 Stunden im Stau (INRIX, Inc., 2019). Könntest du diese Zeit komplett sparen, wäre das eine einstündige Trainingseinheit alle drei Tage. Wenn man bedenkt, dass der durchschnittliche Deutsche nur 700 Meter pro Tag geht, wärst du im Landesvergleich eine Sportskanone! Aber wie lässt sich die Zeit im Stau sparen? Such dir ein Fitnessstudio an deinem Arbeitsort und fahr morgens vor der Arbeit hin. Nach dem Training geht es frisch geduscht zur Arbeit. Klingt nach einer Menge Selbstdisziplin, sich morgens aus dem Bett zu quälen, nur um Sport zu machen? Das stimmt, aber diese Selbstdisziplin kann dir auch in anderen Bereichen helfen. Doch dazu später mehr.

3) Trainier bei der Arbeit. Immer mehr Arbeitgeber bieten die Möglichkeit, während der Arbeitszeit zu trainieren und auch dort eine Dusche zu benutzen. Sollte das nicht möglich sein, sprich mit deinem Vorgesetzten: Auch das Unternehmen profitiert davon, wenn die Mitarbeiter motiviert und körperlich fit sind. Weitere Informationen findest du auf meiner Internetseite.

4) Nutz die Wartezeiten. Jährlich werden mehrere Stunden durch Wartezeit verschwendet. Wenn du zum Beispiel in der Arztpraxis warten musst, kannst du stattdessen auch am Empfang fragen, wann du an der Reihe bist, und eine Runde im Park spazieren gehen. Sei kreativ: Laufen ist besser als stehen und stehen ist besser als sitzen. Es gibt im Alltag unendlich viele Möglichkei-

ten, um sich mehr zu bewegen. Jeder Schritt zählt dabei! Wenn du Motivation brauchst, kauf dir einen Fitness-Tracker und versuch, jeden Tag auf 10.000 Schritte zu kommen.

5) Nutz die Mittagspause. Gesetzlich ist eine Mittagspause in Deutschland ab sechs Stunden Arbeitszeit fest verankert. Nutz diese, um ein paar Kilometer zu gehen. Die Gespräche nach dem Essen kannst du auch beim Spaziergang führen. Verabrede dich explizit mit deinen Arbeitskollegen für eine solche Unternehmmung und lass sie zur Routine werden!

Die optimale Menge Sport

Vielleicht hast du schon den Satz gehört „Es ist gesund, für einen Marathon zu trainieren, aber nicht gesund, ihn daraufhin zu laufen." Tatsächlich konnte dieser Satz bisher durch keine gut aufgebaute Studie belegt werden. Was die Lebenserwartung angeht, ist wohl sogar das Gegenteil der Fall: Bei 15.000 untersuchten olympischen Medaillengewinnern wurde eine um durchschnittlich drei Jahre höhere Lebenserwartung gemessen. Bei französischen Teilnehmern der Tour de France wurde sogar eine durchschnittliche Erhöhung um sechs Jahre festgestellt (Door, 2018). Wenn man diese Extremleistungen betrachtet, scheint es zumindest keine Obergrenze für die wöchentliche sportliche Aktivität zu geben. Aber wie viel sollte es mindestens sein?

Die Weltgesundheitsorganisation (WHO) empfiehlt 150 Minuten Sport pro Woche, was ich aber als absolute Untergrenze sehe. Meine Empfehlung ist, dass du dir angewöhnst, morgens auf nüchternen Magen zumindest 30 Minuten schnell zu gehen.

Orientier dich daran, wie die Menschen vor 10.000 Jahren gelebt haben. Während das sympathische System aktiv ist, also während deiner Fastenperiode, solltest du dich möglichst viel bewegen – genauso, wie es die Jäger und Sammler zur damaligen Zeit gemacht haben, also am besten moderates Training, aber das optimalerweise ständig (Ich möchte an dieser Stelle nochmals auf das Laufband am Arbeitsplatz hinweisen). Du kannst dabei auch ein intensives Training an das Ende der Fastenperiode legen: Auch damals mussten die Jäger körperlich leistungsfähig sein, gerade zum Ende der Jagd, wenn der Hunger am größten war und das Tier im Kampf bezwungen werden musste. Danach sollte dann aber auch ein Festmahl folgen, damit deine Speicher wieder voll sind und du dich für den nächsten Tag regenerieren kannst. Beachte, dass du bei langen Ausdauereinheiten (ab etwa zwei Stunden, je nach Anpassung des Körpers), die du während der Fastenzeit ausführst, irgendwann an die Grenzen deiner Glykogenspeicher kommst. Dann ist das High-Performing-Konzept nichts für dich. Ich möchte auch nochmal darauf hinweisen, dass dieses Buch kein Diät- oder Sportbuch ist: Ich propagiere nur Sport, der deine Gedächtnisleistung unterstützt und dein Leben verlängern kann. Sollte dein Ziel Höchstleistungen in einer Sportart sein, möchte ich auf entsprechende Fachliteratur verweisen.

Erholung und Schlaf

Um optimale Leistungen abrufen zu können, muss die Basis stimmen. Neben einer ausgewogenen Ernährung und einem gewissen Maß körperlicher Aktivität ist ebenfalls eine ausgedehnte Erholungsphase wichtig: Auch Muskeln wachsen nicht während der körperlichen Anstrengung, sondern in der Regenerationsphase zwischen den Einheiten. Ähnlich wirkt der psychische Effekt einer Regeneration nach einer langen Arbeitsphase. Passend dazu wird der Körper oft als aufladbarer Akku beschrieben, oder eine Erholungsphase als „Energie tanken" betitelt. Findet das Aufladen nicht mehr regelmäßig statt bzw. gibt es kein Gleichgewicht zwischen Erholung und Anstrengung, kann das kurzfristig zu einem Rückgang der Leistungsfähigkeit führen, was schnell in mehr Stress mündet und schließlich in einem Burn-out endet. Denk auch hier an die Macht der Gewohnheit: Du solltest Routinen bilden, damit die Erholungsphasen zu einem festen Anker in deinem Leben zu werden.

Wichtig: Gleichgewicht zwischen Anstrengung und Erholung

Bereits aus dem Kapitel zum Fasten (siehe Seite 59) weißt du, dass das sympathische Nervensystem einen Gegenspieler hat, und zwar das parasympathische Nervensystem. Der Körper ist darum bemüht, eine Homöostase (ein Gleichgewicht) zu erreichen. Das gilt nicht nur für Prozesse, die im Körper ablaufen, sondern auch auf dein ganzes Leben bezogen. Um gesund zu funktionieren, müssen sich Anstrengungs- und Erholungsphasen abwechseln und in einem ausgewogenen Verhältnis vorhanden sein. Das parasympathische Nervensystem muss also genau so agieren können wie das sympathische. Damit du dir diese Ruhezeiten nimmst, ist es wichtig, dass du sie so einplanst wie die Phasen, in denen du produktiv sein möchtest. Genauere Pläne dazu folgen im späteren Teil des Buches (siehe Seite 139). Zunächst möchte ich dir einen kurzen Einblick in die Prozesse des Körpers geben, die sich während der Erholungsphase abspielen.

Hormonspiegel und das parasympathische Nervensystem

In meinem High-Performing-Konzept befindet sich die Erholungsphase am Abend und in der Nacht und wird durch eine große Mahlzeit eingeleitet, denn um das parasympathische Nervensystem („Rest and Digest"-Modus) zu aktivieren, brauchst du einen Insulinausstoß. Es bietet sich an, bei der ersten Mahlzeit vermehrt auf Kohlenhydrate und Eiweiß zurückzugreifen, da Fett, wie oben beschrieben, den Insulinausstoß verzögern kann. Studien weisen darauf hin, dass sich deine Insulinsensitivität verbessert, wenn du intermittierendes Fasten durchführst (Barnosky, Hoddy, Unterman, & Varady, 2014). Wunder dich also nicht, wenn Effekte wie Müdigkeit nach einer großen Mahlzeit noch stärker auftreten als jemals zuvor.

Insulin öffnet die Zellen und macht diese dadurch bereit, Nährstoffe aufnehmen zu können. Das bereits besprochene Hormon Ghrelin nimmt ab (siehe Seite 66), ebenso Glukagon, da nun kein Glykogen aus der Leber benötigt wird, um Zucker im Blut zu haben, der das Gehirn mit Energie versorgt. Außerdem steigen nach einer kurzen Zeit die Hormone, die dem Körper ein Sättigungsgefühl signalisieren (Horn, 2018).

Durch verschiedene Vorgänge, die ich oben bereits angerissen habe, wirst du dich nach dem Essen müde und entspannt fühlen. Das Blut sammelt sich im Verdauungstrakt, um die Nährstoffe aus den Lebensmitteln zu extrahieren und an den richtigen Platz zu bringen. Dies ist also nicht mehr der Zeitpunkt, um leistungsfähig zu sein – weder psychisch noch physisch, sondern um nach einem entspannten Abend schlafen zu gehen. Denn die abendliche Zufuhr von Kohlenhydraten fördert auch die Serotoninproduktion. Du wirst zufrieden und glücklich einschlafen können.

Wie viel Schlaf ist gesund?

Der Deutsche schläft durchschnittlich etwas über acht Stunden pro Nacht und liegt damit im Mittelfeld der in einer von der Organisation für wirtschaftliche Zusammenarbeit und Entwicklung (OECD) durchgeführten Studie (OECD, 2009). Aber ist das genug? Leider kann ich dir keine genaue Antwort auf diese Frage geben, da die optimale Schlafdauer individuell zwischen fünf und zwölf Stunden liegt, wobei die meisten Menschen in der Bandbreite von sieben bis neun Stunden ihr Optimum erreichen. Laut Studien liegt die Ursache für diese Bandbreite in der genetischen Veranlagung. Aber auch das Alter und sportliche Aktivität spielen eine Rolle, denn mit zunehmendem Alter sinkt der Schafbedarf, mit zunehmender sportlicher Aktivität steigt er.

Ich möchte dich daher dazu animieren, selbst herauszufinden, wie hoch deine optimale Schlafmenge ist, und dir diese Zeit dann auch zu nehmen. Da ich dir keine Vorgabe in Stunden geben kann, möchte ich dir aber helfen, deine Schlafenszeit bestmöglich ausschöpfen zu können.

Folgen von Schlafmangel

Schlafmangel ist nicht zu unterschätzen und führt beispielsweise zu ähnlichen Symptomen, die du bei einem leichten Alkoholkonsum hast. Folgende Auswirkungen hat ein Schlafdefizit auf deine kurz- und langfristige Gesundheit:

1) Schlafmangel erhöht Ghrelin. Du hast bereits viel über das Hormon Ghrelin und seine Wirkungsweise erfahren. Ein Schlafdefizit kann nun dazu führen, dass mehr Ghrelin ausgeschüttet wird als üblich. Gerade in der Fastenphase wird dir das mental Probleme bereiten, da du deutlich mehr Hunger haben wirst. Wenn du deinen Schlaf kontrollierst, kontrollierst du also automatisch deine Nahrungsaufnahme besser. Solltest du aber während der Fastenphase Schlafmangel haben, mach bitte nicht den Fehler und gib dem erhöhten Hungergefühl nach: Der Blutzuckeranstieg und die daraus resultierenden Folgen werden dich in das parasympathische Nervensystem katapultieren und dich noch müder machen.
2) Schlechtere Aufnahme von Glukose beim Schlafmangel. Eine Studie ergab, dass schon ein kleiner Schlafmangel die Produktion von Glukagon stören kann. Wie du bereits weißt (siehe Seite 64), ist Glukagon dafür verantwortlich, das Gehirn mit Energie zu versorgen, wenn gerade kein exogen zugeführter Zucker im Blut ist. Es kann daher zu Einschränkungen der Versorgung von Glukose für das Gehirn kommen (Schmidt, Hallschmid, & Jauch-

Chara, 2007).

3) Schlafmangel bringt den Hormonhaushalt durcheinander. Schlafen stört den Hormonhaushalt und damit die Prozesse, die du bereits kennengelernt hast. Neben der gerade beschriebenen Veränderung des Hormons Glukagon hat ein Schlafdefizit folgende Auswirkung: Verschlechterung der Insulinsensitivität bis zu einer Insulinresistenz, Erhöhung der Stresslevel durch eine vermehrte Cortisolausschüttung und eine Absenkung des Testosteronspiegels.

4) Erhöhung langfristiger, gesundheitlicher Risiken als Folge der beschriebenen Effekte. Studien haben gezeigt, dass dauerhafter Schlafmangel zu einer wahrscheinlicheren Erkrankung des Herz-Kreislauf-Systems führen und das Risiko von Schlaganfällen und Herzinfarkten erhöhen kann (He, Zhang, Li, Dai, & Shi, 2017; National Sleep Foundation, 2019).

Nimm dir die Zeit!

Auch beim Thema Schlaf ist es wichtig, dass du dir Gewohnheiten schaffst, nicht nur in Bezug auf die Ernährung. Eine Nacht mit Schlafmangel oder einer schlechten Schlafqualität ist nicht dramatisch, ein dauernder Schlafmangel, wie du gerade gelernt hast, kann dagegen negative Folgen haben. Nachdem du herausgefunden hast, wie viel Schlaf du brauchst, solltest du dir zunächst das Ziel setzen, diesen auch jeden Tag zu bekommen. Wenn wir von einer Schlafdauer von acht Stunden ausgehen und du weißt, dass du beispielsweise um 6:00 Uhr aufstehen musst, solltest du um 22:00 Uhr abends bereits schlafen. Ich höre oft, dass viele „so früh gar nicht einschlafen können". Auch das ist eine Sache der Gewohnheit! Du solltest es so oft probieren, bis du dich daran gewöhnt hast. Vielleicht hast du schon mal einen

Urlaub auf einem anderen Kontinent verbracht. In diesem Fall kann es mehrere Tage bis Wochen dauern, bis du dich an die Zeitverschiebung gewöhnt hast. Den gleichen Prozess musst du auch durchlaufen, wenn du in Deutschland deinen Tag-Nacht-Rhythmus verändern möchtest. Gib also nicht sofort auf!

Der perfekte Schlaf – und wie du ihn erreichst

Die richtige Ernährungsweise für den besten Schlaf

Jüngste Studien zu den Auswirkungen der Kohlenhydrataufnahme auf die Schlafqualität weisen darauf hin, dass kohlenhydratreiche Mahlzeiten, die in der Stunde vor dem Zubettgehen eingenommen werden, die Schlafqualität verbessern und die Wachphasen in der Nacht verringern. Feste Mahlzeiten im Vergleich zu flüssigen neigen dazu, die Dauer der Einschlafzeit bis zu drei Stunden nach der Einnahme zu verringern. Eine Mahlzeit mit hohem glykämischen Index (GI), wie zum Beispiel Weißbrot mit Nutella, verbessert (siehe Kapitel zu den Kohlenhydraten, Seite 18) die Einschlafzeit signifikant gegenüber einer Mahlzeit mit niedrigem GI (wie Fleisch mit grünem Gemüse), die zwischen ein und vier Stunden vor dem Schlafengehen eingenommen wird (Afaghi, O'Connor, & Chow, 2007). Einige Studien haben auch die Makronährstoffe auf ihren Einfluss auf den Schlaf untersucht: Während sich eine fettreiche Ernährung negativ auswirkt, reduziert ein hoher Proteinanteil die Wachphasen in der Nacht; eine kohlenhydratreiche Ernährung lässt dich schneller einschlafen (St-Onge, Mikic, & Pietrolungo, 2016). Was wäre also die optimale Mahlzeit bis eine Stunde vor dem Schlafengehen? Beispielsweise ein Shake aus Magerquark, Obst, Trockenfrüchten und Honig.

Daraus lassen sich natürlich direkte Ernährungsempfehlungen für deine Ernährung am Abend ableiten, die einen guten Schlaf begünstigen. Diese erfährst du im Kapitel zur „Recovery Phase" (siehe Seite 124).

Das richtige Umfeld

Neben der Routine, das richtige Essen zum richtigen Zeitpunkt einzunehmen, gibt es weitere Gewohnheiten, mit denen du deine Schlafqualität verbessern kannst: Schaff eine dunkle, kühle und ruhige Umgebung. Am besten dunkelst du den Raum ab. Auch wenn Schlafmasken helfen können, hat der Körper noch andere Rezeptoren außerhalb der Augen, die Licht wahrnehmen. In der heutigen Zeit haben wir ein grundsätzliches Problem, das auch in der Genetik unserer Vorfahren begründet liegt: Unser Körper funktioniert vereinfacht ausgedrückt so, dass das Schlafhormon Melatonin ausgeschüttet wird, wenn kein Licht da ist – vor mehreren Tausend Jahren war das immer der Zeitpunkt des Sonnenunterganges. In unserem heutigen Leben haben wir jedoch praktisch immer Licht, weswegen die Ausschüttung vom Melatonin gestört ist. Um das zu umgehen, hilft zum einen, das Licht frühzeitig vor dem Schlafengehen zu dimmen. Besonders blaue Lichtanteile stören die Lichtproduktion. Zum anderen kannst du vor dem Schlafen Hilfsmittel benutzen, wie zum Beispiel eine Brille, die das blaue Licht herausfiltert und deinen Körper so mit einer natürlicheren Lichtumgebung auf die Nacht vorbereitet.

Eine kühle Umgebung ist relativ zu sehen, da es auch hier Unterschiede zwischen den Menschen gibt. Schau also, dass du dich wohlfühlst! Anhaltspunkt kann ein Bereich von 16 bis 20 Grad Celsius Raumtemperatur sein, wobei sich bei vielen Menschen 18 Grad als optimale Temperatur herausgestellt hat (Lack, Gradisar, Van Someren, Wright, & Lushington, 2008).

Bevor du wirklich schlafen gehst, kann auch eine Abendroutine den Körper auf den Schlaf vorbereiten. Wir bleiben bei unserem Beispiel, also einer Person, die um 22:00 Uhr schlafen möchte. Die letzte Mahlzeit sollte spätestens bis 21:00 Uhr zugenommen worden sein, besser um maximal 20:00 Uhr. Damit vermeidest du, dass du mit einem zu vollen Magen schlafen gehst. Um 21:15 Uhr solltest du spätestens im Bett liegen, dabei möglichst ohne ein elektronisches Gerät, um blaues Licht zu vermeiden. Die folgenden 15 Minuten kannst du dazu nutzen, ein Buch zu lesen oder Entspannungsübungen durchzuführen. Das Licht sollte bereits gedimmt sein und eher aus warmen Tönen bestehen. Um 21:30 Uhr machst du dann das Licht aus. Achte darauf, dass es dann keine Ablenkungen mehr gibt! Eine aufblinkende Handynachricht kann den ganzen Prozess wieder stören – und seien wir mal ehrlich: Nichts ist so wichtig, dass es nicht bis zum nächsten Morgen warten kann!

Powernaps als Hilfsmittel

Du schaffst es aus diversen Gründen nicht immer, früh genug zu Bett zu gehen? In dem Fall können dir Powernaps helfen, zum Beispiel in der Mittagspause. Diese sollten nicht länger als 30 Minuten dauern, da du sonst in die Tiefschlafphasen kommst und damit sehr müde werden kannst. Ein Trick ist, direkt vor dem Powernap einen Kaffee zu trinken, da Koffein 20 bis 40 Minuten dauert, um zu wirken. Wenn du dann eine halbe Stunde schläfst, hast du genau zum Aufwachen einen Koffeinschub und bist wacher als vorher. Bitte achte aber darauf, dass der Powernap nicht zu spät stattfindet: Denn sonst hat der Schlaf einen negativen Einfluss auf den Schlaf in der Nacht. Beachte auch, dass jeder Koffeinkonsum am Nachmittag ebenfalls eine Wirkung auf die nächtliche Schlafqualität hat.

Schlaffördernde Mittel

Auch an dieser Stelle möchte ich darauf hinweisen, dass kein Nahrungsergänzungsmittel einen ausgewogenen Schlaf ersetzen kann. In Ausnahmesituationen kann aber eine Zufuhr sinnvoll sein, zum Beispiel, wenn du einen Jetlag überwinden oder schnell einschlafen möchtest.

Denkst du gerade daran, dass es doch am einfachsten wäre, Melatonin zuzuführen? Tatsächlich funktioniert das auch (bis zu einer gewissen Menge, denn bei einer Überdosierung wirst du sogar wieder wacher), aber der Wirkstoff ist in Deutschland nicht frei zugänglich erhältlich und wird als Arzneimittel deklariert.

Deshalb sind Alternativen gefragt. Viele Hersteller mischen verschiedene Substanzen und kreieren damit ein Schlafsupplement, das auf verschiedene Art und Weise wirkt, aber natürlich kein Vergleich zu verschreibungspflichtigen Medikamenten ist. Folgende Inhaltsstoffe werden oft verwendet.

1) GABA: Diese Aminosäurebutter gehört zu den hemmenden Neurotransmittern, das heißt, sie führt dazu, dass der Körper seine Aktivitäten herunterfährt. Kurz gesagt: In der Abwesenheit von GABA ist der Körper eher gestresst und unruhig. Studien haben eine Verkürzung der Einschlafdauer und eine subjektive Verbesserung der Schlafqualität festgestellt, wenn genug GABA

vorhanden ist (Byun, Shin, Chung, & Shin, 2018). Leichte Nebenwirkungen können auftreten, insbesondere durch ein Kribbeln
am Oberkörper und einem leichten Druckgefühl auf der Brust,
was viele Probanden aber auch als angenehm wahrnehmen. Je
nach Körpergröße und Gewicht sollten 500 bis 750 mg eine halbe
Stunde vor dem Einschlafen eingenommen werden.

2) Magnesium: In einer Studie wurde getestet, ob Magnesium einen Einfluss auf den Schlaf hat. Dabei konnte kein signifikanter
Einfluss gemessen werden (Abbasi, et al., 2012). Trotzdem ist es
in Supplementen oft enthalten, da es den Effekt von GABA stärken soll. Weil es dazu bisher keine wissenschaftliche Evidenz
gibt, kann ich dir dafür keine Empfehlung aussprechen.

3) Cholin: Cholin ist an vielen Prozessen des parasympathischen
Nervensystems beteiligt, weswegen es oft in Supplementen für
den Schlaf verwendet wird. Auch hier gibt es keinen wissenschaftlichen Beleg für eine Verbesserung des Schlafes, weswegen ich keine Empfehlung aussprechen möchte.

4) Tryptophan: Tryptophan ist eine essenzielle Aminosäure, die
für die Bildung des Glückshormons Serotonin verantwortlich
ist. Dieses bildet wiederum das Schlafhormon Melatonin. Kleine
Dosen Tryptophan (1 g) können die Schlafqualität erhöhen und
die Einschlafdauer verringern. Das kannst du entweder durch
ein Nahrungsergänzungsmittel zu dir nehmen oder aber 300 g
Pute essen (Silber & Schmitt, 2010).

Ich möchte darauf hinweisen, dass du diese Ergänzungsmittel
nicht durchgehend nehmen solltest, da ein Gewöhnungseffekt
auftreten kann. Ein natürlicher Schlafverstärker, bei dem kein
Gewohnheitseffekt eintritt, ist Geschlechtsverkehr kurz vor
dem Schlafen. Nach dem abendlichen Sex oder Masturbation
tritt – allerdings eher bei Männern - die sogenannte „postkoitale

Müdigkeit" ein. Dadurch, dass nach dem Sex das Hormon Adrenalin abfällt, bestimmt der parasympathische Teil noch stärker das vegetative Nervensystem. Dieser Effekt wurde allerdings nur bei Männern untersucht (Krüger, et al., 2003). Bei Frauen wurde sogar ein Anstieg von Adrenalin nachgewiesen – viele Frauen fühlen sich daher nach dem Sex wacher (Exton, et al., 1999).

Technische Hilfsmittel

Ein anderer Ansatzpunkt ist, dass du durch technische Hilfsmittel versuchst, dein Schlafverhalten zu verbessern. Um das oben bereits angesprochene blaue Licht zu vermeiden, kannst du dir Apps für deine elektronischen Geräte herunterladen, die das blaue Licht herausfiltern. Eine andere Möglichkeit ist der Einsatz einer speziellen Brille, die grundsätzlich blaues Licht rausfiltert, sodass du dich auch vor den Einflüssen deiner Umgebung schützen kannst. Letztlich ist es jedoch besser, wie oben erwähnt, die Lichtquellen am Abend reduzieren. Beispielsweise durch den Einsatz von speziellen Weckern, die Sonneneinstrahlung simulieren. Du kannst abends ein Intervall einstellen, in dem das Licht stellenweise gedimmt und somit einen Sonnenuntergang simuliert werden. Das Gleiche funktioniert natürlich auch morgens bei dem Sonnenaufgang, sodass du sanft durch Lichteinflüsse geweckt wirst.

Das „sanfte Wecken" sprechen auch Apps an, die über die Sensoren deines Smartphones deine Geräusche und Bewegungen im Bett auswerten und dadurch feststellen, in welcher Schlafphase du dich befindest. Du kennst bestimmt das Gefühl, dass dich ein Wecker aus den tiefsten Träumen reißt und du beim Aufwachen extrem müde bist. Diese Situationen hast du durch diese Apps nicht mehr: Wenn du beispielsweise um 6:00 Uhr aufstehen musst, stellst du ein halbstündiges Intervall (5:30 bis 6:00 Uhr) ein. Dein Handy weckt dich in diesem Intervall genau dann, wenn du am weitesten von der Tiefschlafphase entfernt bist. In Kombination mit einer Smart-Home-Beleuchtung kannst du dies durch den angesprochenen Effekt eines Sonnenaufganges unterstützen.

So startest du perfekt in den Tag

Neben den gerade angesprochenen Hilfsmitteln eines sanften Weckens, um gut in den Tag zu starten, gibt es auch andere Taktiken, um aus dem Bett zu kommen und nicht ständig auf den „Snooze"-Knopf zu klicken. Eine Möglichkeit: Stell deinen Wecker an das andere Ende des Zimmers, sodass du aufstehen musst, um ihn auszustellen. Auch der Einsatz von Wasser kann helfen: Neben der bereits beschriebenen Empfehlung, dass du als Erstes morgens ein Glas Wasser trinkst, kannst du neben dein Bett eine mit Wasser und einem Waschlappen gefüllte Schüssel stellen. Wenn du dann direkt nach dem Wachwerden dein Gesicht mit dem kalten Wasser abtupfst, fühlst du dich sofort frischer und vitaler.

Den „Snooze"-Knopf solltest du übrigens nie drücken: Wissenschaftler haben herausgefunden, dass der Körper darauf adaptiert ist, schneller wieder in die Tiefschlafphase zu kommen, wenn er nur kurz wach wird. Diesen Effekt kennst du aus der Nacht: Du wirst wach (beispielsweise, um auf Toilette zu gehen) und schläfst kurz danach wieder tief und fest. Dieser Effekt nennt sich „Sleep Inertia" – und hilft, dass deine Schlafqualität aufgrund kleinerer Unterbrechungen nicht sofort leidet. Dein Problem: Er taucht auch am Morgen auf, wenn du wach wirst und auf den „Snooze"-Knopf drückst. Du fällst zurück in die

Tiefschlafphase – und das eventuell sogar noch tiefer, als du es vorher warst! Denn der Körper unternimmt in diesem Moment alles, um möglichst schnell möglichst tief zu schlafen.

Die gerade beschriebenen Methoden sollten aber keine Dauerlösung sein, da sie nur dann Anwendung finden, wenn du schlecht geschlafen hast. Ziel sollte immer sein, dass leicht aufstehen kannst, weil du ausreichend geschlafen hast. Dabei ist auch entscheidend, wie du den Morgen gestaltest: Es ist einfacher aufzustehen, wenn du zuerst etwas für dich tust, als wenn du sofort im Stress zur Arbeit musst. Versuch eine Morgenroutine zu entwickeln, damit du mit Freude aufstehst. 15 bis 30 Minuten reichen da schon! Sportliche Betätigung (Yoga oder ein Spaziergang mit dem Hund), Meditation, ein paar Seiten lesen oder eine mentale Vorbereitung auf den Tag können dir helfen, dass du mit einem besseren Gefühl in den Tag startest und dieses Gefühl den ganzen Tag mitnimmst. Man sagt nicht umsonst „Gewinnst du den Morgen, gewinnst du den Tag".

Zwischenfazit – Wechselwirkungen zwischen Ernährung, Sport und Schlaf

Bestimmt ist dir aufgefallen, dass bei schlechter Ernährung, zu wenig Sport und zu wenig Schlaf jeweils die gleichen Krankheitsbilder auftreten. Schon wenn eine dieser drei Säulen der Gesundheit nicht stimmt, können gravierende, langfristige gesundheitliche Schäden entstehen. Bei den meisten Menschen funktionieren sogar zwei bis drei dieser Säulen nicht: Auf zu wenig Schlaf folgt ein schlechtes Hormonumfeld, was in Lustlosigkeit mündet. Das wiederum führt dazu, dass kein Sport gemacht und der Frust mit schlechter Ernährung bekämpft wird. Du siehst, dass daraus eine Teufelsspirale entstehen kann. Die andere Seite der Medaille ist, dass es auch bergauf gehen kann: Wenn du in einer dieser Säulen besser wirst, hat das positive Effekte auf die anderen beiden Säulen – und schon befindest du dich auf einer Aufwärtsspirale! Im nächsten Kapitel möchte ich dir zeigen, wie du durch feste Gewohnheiten und Disziplin sogar alle drei Säulen in den Griff bekommst und dich in sämtlichen Bereichen deines Lebens steigerst.

Disziplin und die Macht der Gewohnheit

Um mein High-Performing-Konzept umzusetzen, musst du zum einen alte Gewohnheiten ablegen – das kann schon der morgendliche Einkauf beim Bäcker sein oder die Wahl des Aufzuges anstelle der Treppe. Zum anderen wirst du neue Gewohnheiten aufbauen müssen, damit du dein Leben auch langfristig veränderst.

Beides hängt eng damit zusammen, wie stark deine Selbstdisziplin ist. Je stärker desto einfacher fällt es dir, gute Gewohnheiten zu etablieren und schlechte Gewohnheiten abzulegen. Du warst bisher nicht dafür bekannt, ein disziplinierter Mensch zu sein? Dann kann ich dich beruhigen: Selbstdisziplin funktioniert wie ein Muskel, den du trainieren kannst. Du startest mit kleinen „Gewichten", indem du zum Beispiel erst um 9:00 Uhr anstatt um 8:00 Uhr frühstückst. Wenn du diese mehrmals geschafft hast, kannst du dich leichter an größere Themen wagen – doch dazu später mehr (siehe Seite 109).

Die Kraft der Selbstdisziplin – und wie du sie stärken kannst

Was ist Selbstdisziplin? Selbstdisziplin ist ein stetiges und eigenkontrolliertes Verhalten. Sie bedeutet, dass du über einen längeren Zeitraum Anstrengungen unternimmst, um dein Ziel zu erreichen - egal welche Hindernisse dir dabei in den Weg kommen.

Der wichtigste Punkt, auch zur Abgrenzung der Selbstmotivation, ist, dass die Komponente der Gefühle fehlt. Während du motiviert bist, wenn du ein starkes positives Gefühl mit dem Erreichen deines angestrebten Ziels verbindest, ist die Kunst der Selbstdisziplin, dass du langfristig Ziele erreichst – egal wie du dich in diesem Moment fühlst. Gerade, wenn du kurzfristig keine Lust hast, etwas zu tun, aber weißt, dass es dir langfristig einen Nutzen bringt, zeigt sich, wie selbstdiszipliniert du bist.

Nur: Wie kannst du deine Selbstdisziplin stärken? Nachfolgend zeige ich dir einige Strategien, wie du in diesem Bereich besser wirst.

Selbstdisziplin stärken

Ich möchte dir acht Strategien geben, damit du eine bessere Selbstdisziplin erreichst.

1) Verändere deine Identität: Menschen sind psychologisch darauf gepolt, immer in Konsistenz zu ihren vorher ausgeführten Handlungen zu agieren. Der Hintergrund dafür ist, dass man sich sonst einen Fehler eingestehen müsste. Hier ein Beispiel: Du siehst dich selbst als eine Person, die absolut unsportlich ist, und erwähnst das sehr oft. Wenn es nun darum geht, Sport in deinen Alltag zu integrieren, wirst du mental immer wieder auf diese Prämisse zurückfallen und wie ein unsportlicher Mensch agieren, also Trainingseinheiten auslassen. Daher ist es wichtig, nicht nur zu sagen, dass du jeden Morgen eine halbe Stunde

Sport machst, sondern dass du auch deine Identität änderst: Sieh dich sich selbst als sportlicher Mensch. Dein Unterbewusstsein wird daran arbeiten, ab jetzt diese Prämisse zu erfüllen. Wenn du versucht, mit dem Rauchen aufzuhören, sage nicht „Ich versuche, mit dem Rauchen aufzuhören.", wenn dir jemand eine Zigarette anbietet, sondern: „Ich bin Nichtraucher.". Die Veränderung hin zu der Identität, die du verkörpern möchtest, ist der wichtigste Schritt, um langfristig Disziplin aufrechtzuerhalten.

2) Geh Schritt für Schritt vor. Du kennst bestimmt die Situation, dass du etwas anfängst und sofort aufhörst, weil du gefühlt nicht vorankommst. Das liegt daran, dass du ein großes Ziel sofort willst, es jedoch aufgrund der Komplexität nicht möglich ist und somit einschüchtert. In diesem Fall hilft es, die große Aufgabe in kleine Teile zu gliedern. Arbeite am Anfang auf das Erreichen von Zwischenzielen hin. Dein Gehirn wird so bereits auf Erfolg programmiert. Eine Studie der Stanford Universität zeigt, dass das besonders zu Beginn einer Aufgabe sehr gut funktioniert (Lee, 2017). Die Studie zeigt aber auch, dass du dich auf das Endziel fokussieren solltest und nicht mehr auf Zwischenziele, wenn du bereits mehr als die Hälfte deines Endziels erreicht hast. Beispiel: Wenn du ein Buch über 200 Seiten schreiben möchtest, leg für die ersten 100 Seiten fest, dass du 50 Tage lang zwei Seiten pro Tag schreiben möchtest. Wenn du 100 Seiten hast, versuch, möglichst zielgerichtet und schnell auf 200 Seiten zu kommen.

3) Erinnere dich regelmäßig daran, warum du etwas tust. Diese Aussage ist zwar sehr trivial, hat aber einen signifikanten Einfluss: Wenn du ständig daran erinnert wirst, warum du etwas tust, steigt die Wahrscheinlichkeit, dass du keinen Rückfall erleidest. Eine Strategie kann beispielsweise sein, dass du als Desktop-Hintergrund ein Foto deines Traumhauses wählst. Jeden Tag wird dich das schon morgens daran erinnern, war-

um du auf deine Ernährung, deinen Sport und deinen Schlaf achtest, und zwar um leistungsfähiger zu sein, dadurch erfolgreicher zu werden und dir schließlich mit genügend Geld deine Träume zu erfüllen. Ganz wichtig: Wenn du etwas nicht selbst möchtest, wenn es nicht dein persönlicher Wunsch ist, wirst du sehr wahrscheinlich scheitern.

4) Belohn dich selbst. Ein Psychologieprofessor der Stanford Universität hat in einer Studie aus dem Jahr 2002 gezeigt, dass Menschen, die sich selbst loben und belohnen, motivierter sind und sich höhere Ziele stecken (Bandura & Locke, 2003). Wie kann das im Alltag aussehen? Belohn dich nach dem Erreichen eines Zwischenziels mit einem leckeren Abendessen oder anderen Dingen, die du magst.

5) Genieß das Leiden. Ein weiterer wichtiger Punkt ist, dass du deine Einstellung gegenüber unangenehmen Dingen veränderst. Betrachte jede unangenehme Sache als Schwäche, die deinen Körper verlässt. Jeder Lauf am Morgen macht dich zu einem stärkeren Menschen – und das nicht nur körperlich, denn auch mental wirst du stärker. Das ist der Punkt, an dem auch das Bild der Selbstdisziplin als „Muskel, der trainiert wird" wieder ins Spiel kommt. Durch das Bewältigen einer unangenehmen Tätigkeit und dem befriedigenden Gefühl danach, wirst du auch mehr Freude haben, dich auf das nächste Hindernis zu stürzen und dich weiter herauszufordern. Sieh jede unangenehme Situation als Möglichkeit, deine Selbstdisziplin zu stärken!

6) Such dir ein Vorbild. Nur der Gedanke an eine Person, die eine starke Selbstdisziplin hat, kann deine eigene stärken. Forscher zeigten dies in einer Studie. Dabei sah eine Gruppe eine Person, die Gemüse und Kuchen zur Auswahl hatte, beim Wählen von Gemüse. Die Vergleichsgruppe sah eine Person, die sich bei einem gleichen Versuchsaufbau vom Kuchen bediente. Daraufhin

zeigte sich, dass die erste Gruppe danach selbstdisziplinierter war und auch eher zum Gemüse griff (Vandellen & Hoyle, 2009). 7) Bilde Gewohnheiten. Das Schaffen von Gewohnheiten ist ein Extrathema, zu dem ich als Nächstes kommen werde. Vorab ist wichtig zu wissen, in welch engem Verhältnis diese beiden Komponenten zueinanderstehen. Während Gewohnheiten durch ein großes Maß an Selbstdisziplin gebildet werden, haben etablierte Gewohnheiten wiederum auch eine Rückwirkung auf deine Selbstdisziplin: Führst du eine Sache dauerhaft aus, die langfristig einen positiven Nutzen hat, wird das positive Gefühl langfristig auch die Motivation stärken. Deine Selbstdisziplin überträgt sich dann auch auf andere Bereiche.

8) Konzentrier dich auf die Grundlagen. Besonders wichtig ist Selbstdisziplin in den beschriebenen Bereichen: Wenn Ernährung, Sport und Schlaf passen, befindet sich dein Körper in einem besseren Umfeld, um die richtigen Entscheidungen zu treffen. Wenn du dich träge und schlapp fühlst, steigt die Wahrscheinlichkeit, dass du unglücklich bist und in einer „Es ist sowieso alles egal"-Haltung endest.

Wie du gemerkt hast, sind einige Tipps so gestrickt, dass der eigentlich emotionslosen Selbstdisziplin eine „künstliche" emotionale Komponente hinzugefügt wird. Diese kann definitiv helfen! Brauchst du noch mehr Motivation, disziplinierter zu werden? Bereits mehrere Studien haben gezeigt, dass der Haupttreiber für Erfolg nicht der Intelligenzquotient, sondern Disziplin ist (Duckworth & Seligman, 2005).

Ein Gedanke zum Abschluss dieses Kapitels: Wenn du dich regelmäßig gut ernährst, genug schläfst und ausreichend Sport treibst, hast du nicht nur den positiven Effekt, dass es dir körperlich bessergeht, sondern auch, dass deine Selbstdisziplin deutlich stärker ausgeprägt ist. Da wir gelernt haben, dass Selbstdisziplin ein Muskel ist, wirkt sich diese gesteigerte Selbstdisziplin auch positiv auf dein allgemeines Arbeitsverhalten aus, und du wirst erfolgreicher im Job.

Kleine Entscheidungen, die du triffst, wirken sich also schon auf deine Selbstdisziplin aus und können – hochskaliert – zu einer Kettenreaktion führen. Viele schwören daher darauf, den Tag morgens mit einer kalten Dusche zu starten. Durch das Überwinden dieser Unannehmlichkeit ist der Kopf darauf eingestellt, den ganzen Tag selbstdiszipliniert zu funktionieren – und dann gibt es keine Grenzen mehr. Unterschätz also niemals jede noch so kleine Entscheidung, die du triffst. Das Bett ist zu bequem, um aufzustehen und Sport zu machen? Der Schritt aus dem Bett kann der Startschuss für deine Erfolgsstory sein.

Die Macht der Gewohnheiten

Nichts macht uns als Mensch so sehr aus, wie unsere Gewohnheiten. Der unbewusste Griff zur Chipstüte, unser Morgenritual, die Art, wie wir auf Neues reagieren – wir wissen bei vielen Dingen, dass wir sie immer genau so machen, aber oft nicht, was eigentlich der Grund dafür ist. Weißt du noch, warum du welche Lebensmittel gern isst? Warum du morgens zuerst die Zähne putzt und dann duschen gehst?

Eins steht fest: Gewohnheiten sind nicht angeboren, sondern wurden im Laufe unseres Lebens von uns kreiert. Das heißt auch, dass sie veränderbar sind. In diesem Kapitel soll es nun darum gehen, wie du schlechte Gewohnheiten ab- und gute Gewohnheiten antrainierst.

Wie entstehen Gewohnheiten?

Aber zunächst ein Schritt zurück. Wie entstehen überhaupt Gewohnheiten? Der amerikanische Schriftsteller Charles Duhigg (* 1974 in New Mexico) hat das in seinem Buch „Die Macht der Gewohnheit" beschrieben und das Konstrukt zur Entstehung die „Gewohnheitsschleife" genannt. Die „Schleife" besteht aus drei Elementen: einem Auslösereiz, einer Routine und einer Belohnung. Um schlechte Gewohnheiten zu ändern oder gute Gewohnheiten zu formen, muss man diese Elemente verstehen. Der Auslösereiz kann alles sein, was die Gewohnheit auslöst. Wenn du zum Beispiel jeden Tag um 12:00 Uhr mit deinen Kollegen zum Mittagessen gehst, ist die Uhrzeit der Auslösereiz. Wenn du jeden Morgen, an dem du weniger als fünf Stunden geschlafen hast, einen doppelten Espresso trinkst, ist deine kürzere Schlafenszeit der Auslösereiz. Dieser Reiz sorgt dafür, dass du sofort in die für das Gehirn logische Handlungsabfolge kommst, die passenden Schritte zu unternehmen, ohne darüber nachzudenken. Es ist wichtig zu verstehen, dass es für das Gehirn anstrengender ist, diesem Prozess zu widerstehen als ihn einfach auszuführen.
Die Routine ist das offensichtlichste Element – und zwar die Verhaltensweise, die du ändern, also eliminieren oder verstärken möchtest. Zum Beispiel das Trinken eines doppelten Espresso am Morgen.
Die darauffolgende Belohnung ist der Grund, warum das Gehirn die vorher durchgeführte Routine als gut speichert. Im Fall des doppelten Espresso ist es das kurzfristige Hochgefühl, wenn das Koffein in den Körper gelangt und du wacher wirst. Auch der

111

Geschmack des Espresso kann ein Belohnungsfaktor sein (Duhigg, 2012).

Schlechte Gewohnheiten eliminieren – gute Gewohnheiten antrainieren

Wann ist eine Gewohnheit schlecht? Genau dann, wenn sie im Gegensatz zu deinen langfristigen Zielen steht. Wenn du jeden Tag nur Junkfood isst, dann steht das beispielsweise konträr zu deinem langfristigen Ziel, gesünder und leistungsfähiger zu sein. Das Problem ist, dass dein Gehirn kurzfristige Befriedigung deutlich höher gewichtet als langfristige Ziele. Durch die kurzfristige Belohnung eines guten Geschmacks und der Befriedigung eines vollen Magens sieht dein Gehirn es als etwas Gutes an, schlechte Nahrungsmittel zu essen, obwohl es gegensätzlich zu deinem langfristigen Wohlbefinden steht.

Um dieses Verhalten deines Gehirns zu stoppen, benötigst du zunächst einen klar definierten Grund, warum das so wichtig ist. Hier kann Meditation helfen, um ihn zu definieren. Ebenso können Bilder visualisieren, warum es Sinn macht, dass du dich langfristig gesund ernährst. Vielleicht ist es das oben angesprochene Traumauto oder ein Bild eines Typen mit Sixpack. Neben diesen Punkten kann aber auch ein einfacher, offensichtlicher Grund gut sein: Du passt nicht mehr in deine Hose und merkst, dass du etwas ändern musst.

Ein weiterer Tipp: Ersetz die schlechte Gewohnheit durch eine andere Gewohnheit, die zu einer ähnlichen Belohnung führt. Wenn du also jeden Tag Junkfood isst, ist dein Ziel, gesunde Lebensmittel zu finden, die dir gut schmecken und dir gleichzeitig die Befriedigung einer Sättigung geben. Wichtig ist, dass du genau analysierst, was bei deiner Gewohnheit die Belohnung ist. Vielleicht ist die Belohnung deines täglichen Junkfood-Konsums auch einfach nur, dass du durch das Essen Zeit mit deinem liebsten Arbeitskollegen verbringst. Hier wäre die Etablierung einer anderen Routine (zum Beispiel des Verabredens zu einer Kaffeepause) zielführender.

Um eine schlechte Gewohnheit abzutrainieren, kannst du auch die entsprechenden Möglichkeiten eliminieren: Im Fall des Junkfood-Konsums wäre das der Fall, wenn du vorgekochtes Essen mit zur Arbeit nimmst und dein Geld zu Hause lässt, sodass du gar keine Möglichkeit hast, Junkfood zu kaufen.

Um schlechte Gewohnheiten aufzugeben, kann es auch helfen, zunächst kleinere Ziele zu setzen. Das Gehirn verbindet etwas Negatives damit, Dinge „für immer" aufzugeben. Daher kann es dir helfen, wenn du dir eine typische „30-Tages-Challenge" als Ziel setzt. Sag dir also zunächst, dass du für 30 Tage auf Junkfood verzichten wirst. Diese Dauer ist optimal, da sie herausfordernd ist, aber doch nicht so lange, dass es unmöglich erscheint. So kannst du auch die Ernährungsform des High-Performing-Konzeptes starten: Sag dir, dass du die nächsten 30 Tage nicht frühstücken wirst – und los geht es!

Beachte: Du kannst auch scheitern, wenn du alle genannten Schritte perfekt anwendest. Es wird Rückschläge geben - das aber kein Grund dafür sein darf, dass du komplett aufgibst. Wenn dein Handy einen Kratzer bekommt, wirfst du es ja auch nicht sofort gegen die Wand, um es komplett zu zerstören, oder?

Gute Gewohnheiten antrainieren

Bestimmt hast du schon einmal gehört, dass es 21 Tage dauern soll, um eine neue Gewohnheit zu etablieren. In einer Studie befragten Forscher 96 Personen über einen Zeitraum von zwölf Wochen, um herauszufinden, wie lange es dauert, um eine neue Gewohnheit zu entwickeln. Über diese Zeit wählten die Teilnehmer eine neue Gewohnheit, zum Beispiel am Morgen Sport zu machen, und berichteten jeden Tag, wie automatisch sich das Verhalten anfühlte. Am Ende des Berichtszeitraums analysierte das Forschungsteam die Ergebnisse und stellte fest, dass die Teilnehmer durchschnittlich 66 Tage brauchten, um eine neue Gewohnheit zu erlernen – deutlich länger als oft beschrieben wird (Lally, van Jaarsveld, Potts, & Wardle, 2009).

Du brauchst also vor allem eins: Ausdauer. Das Antrainieren einer neuen Gewohnheit ist hart, funktioniert aber auch wie ein Muskel. Wenn du es mehrmals schaffst, dir eine gute Gewohnheit anzueignen, verbindet dein Gehirn etwas Positives damit. Dadurch wirst du weitere Gewohnheiten leichter antrainieren können. Du entwickelst die gute Gewohnheit, dir gute Gewohnheiten anzutrainieren.

Doch fangen wir klein an. Im Folgenden möchte ich dir drei Tipps geben, die dir helfen können, eine gute Gewohnheit in dein Leben zu integrieren:

1) Erzähl deinen Mitmenschen von deinem Vorhaben. Ein guter Anreiz, eine gute Gewohnheit zu etablieren, ist sozialer Druck. Wenn du deinen Freunden davon erzählst, dass du jeden Tag eine Stunde Sport machen möchtest oder dich sogar mit ihnen dazu verabredest, steigt die Wahrscheinlichkeit signifikant, dass du die ersten Wochen ohne Rückfall überstehst. Die ersten Tage zur Etablierung sind immer am schlimmsten, denn die Rückfallgefahr ist am größten. Es ist wie bei einem Raketenstart: Die

meiste Energie wird am Anfang verbraucht, um die Erdanzie-
hungskraft zu überwinden. Ist die Rakete erst in der Umlauf-
bahn, erscheint die weitere Fortbewegung mühelos. Diesen Zustand erreichen wir im Schnitt nach den oben beschriebenen 66
Tagen.

2) Find einen Grund. Die Mechanismen, um schlechte Gewohnheiten abzutrainieren, lassen sich auch auf gute Gewohnheiten
anwenden. Es ist wichtig, dass du dich mit deinem „Warum" aus-
einandersetzt. Hab dabei immer dein langfristiges Ziel im Hinterkopf. Du möchtest erfolgreich sein? Täglicher Sport ist ein
Teil davon, und immer, wenn du daran denkst, nicht zum Sport
zu gehen, solltest du dich daran erinnern.

3) Arbeite mit Belohnungen. Indem du dir Zwischenziele setzt
und diese mit Belohnungen feierst, kannst du gerade die schwie-
rigste Phase in den ersten Wochen der Etablierung der neuen
Gewohnheit überstehen. Ein Weg kann zum Beispiel sein, dass
du dir nach zehn Tagen eine Massage gönnst von dem gespar-
ten Geld, da du mit dem Rauchen aufgehört hast. Sei kreativ,
komm aber nicht in die Versuchung, die Belohnung einer guten
Gewohnheit mit der Belohnung einer schlechten zu erreichen.
Einfach gesagt: Wenn du zehn Tage gesundes Essen mit einer
Orgie bei McDonalds feierst, ist das nicht zielführend.

Letztendlich lebt das High-Performing-Konzept davon, dass du
gute Gewohnheiten schaffst und diese langfristig ausführst.
Überfordere dich nicht, sondern geh Schritt für Schritt vor.
Wenn du dich Jahrzehnte lang schlecht ernährt und wenig Sport
getrieben hast, kannst du nicht erwarten, dass du alle Gewohnheiten von einem auf den anderen Tag umstellen kannst.

Das High-Performing-Konzept

Ein Konzept, das für alle passt und einen maximalen Erfolg garantiert? Das kann funktionieren? Nein, natürlich nicht. Jeder Mensch hat einen anderen Tagesablauf, und daher kann ich dir mit diesem Buch keine individuelle Empfehlung geben, wie du den Tag gestalten solltest. Wenn du aber die Prinzipien der Ernährung verstehst, die ich dir erläutert habe, wirst du dir deinen Ernährungsplan selbst aufstellen können. Ein Grundgerüst, das die logische Konsequenz aus den vorgestellten, neuesten wissenschaftlichen Erkenntnissen ist, möchte ich dir im Folgenden zeigen. In diesem Buch geht es nicht darum, dass du blind einem Plan folgen sollst. Du sollst lernen, wie du durch viele kleine Schritte und neue Gewohnheiten eine gesundheitliche Basis für maximalen Erfolg erreichen kannst.

Was steckt dahinter – und wie hilft es dir?

Entsprechend den wissenschaftlichen Erkenntnissen zum Fasten und den Auswirkungen der Makronährstoffe, die du bereits kennengelernt hast, habe ich den Tag in drei verschiedene Phasen eingeteilt: Focus Phase, Endurance Phase und Recovery Phase. Nachfolgend werde ich diese Phasen erläutern. Ich gehe davon aus, dass du eine 40-Stunden-Woche hast und entsprechend jeden Tag von 7:30 Uhr bis 16:00 Uhr arbeitest. Ich gehe vereinfacht davon aus, dass die gesetzlich vorgeschriebene Pause von mindestens 30 Minuten eingehalten wird. Dein Job ist körperlich wenig anstrengend, und täglich um 12:30 Uhr findet die Mittagspause mit den Kollegen statt. Wie solltest du nun deinen Tag gestalten, um die drei Säulen Ernährung, Sport und Schlaf ausreichend zu berücksichtigen und jeden Tag voller Energie Gas geben zu können?

Die drei wichtigen Phasen – und wie sie in deinen Alltag passen

Focus Phase

Die Focus Phase beginnt direkt nach dem Aufstehen um 6:00 Uhr morgens. Nach acht Stunden Schlaf (du bist um 21:30 Uhr ins Bett gegangen, um 22:00 Uhr eingeschlafen und fühlst dich perfekt, da sich dein Körper lange genug im parasympathischen Nervensystem befand, um sich optimal zu erholen) stehst du nach dem ersten Weckerklingeln auf, bist sofort motiviert, in den Tag zu starten. Du frühstückst nicht, sondern nutzt die halbe Stunde nach dem Aufstehen dafür, um ein paar Schritte zu gehen, Sport zu machen und deinen Tag zu visualisieren. Trink jetzt noch keinen Kaffee! Der erhöhte Cortisolspiegel am Morgen macht dich auf natürliche Weise wach, Koffein vermindert den Effekt (Dunn, 2013).
Nach dem Sport wirst du Hunger bekommen, weißt aber, dass das nicht daran liegt, dass du essen musst, sondern daran, dass dein Körper Ghrelin ausschüttet. An deinem Arbeitsplatz ange-

kommen, bist du weiter im sympathischen Nervensystem und brennst vor Energie. Mit Kaffee, schwarzem Tee oder Koffeintabletten kannst du deine Konzentration nun auf ein neues Level heben. Bedenk dabei aber, dass Stimulanzien auf nüchternen Magen eine höhere Wirkung entfalten können, als du gewohnt bist!

Bis zum Mittagessen um 12:30 Uhr nimmst du nichts zu dir, was Kalorien hat, um deinen Blutzuckerspiegel konstant zu halten und alle Vorteile des Fastens auszuschöpfen. Da du deine letzte Mahlzeit am Tag vorher um 20:30 Uhr zu dir genommen hast, befindest du dich jetzt an dem Punkt, an dem du die oft empfohlene Fastenlänge von 16 Stunden erreicht hast. Fastest du kürzer, hast du nicht die vollen gesundheitlichen Vorteile des Fastens. Fastest du dauerhaft länger, kann es dazu kommen, dass du über einen längeren Zeitraum zu wenig Kalorien zu dir nimmst, wodurch deine Leistungsfähigkeit auch eingeschränkt wird.

Obwohl du weißt, dass der Hunger vormittags vom Hormon Ghrelin kommt, kann ich verstehen, wenn du nicht sofort 16 Stunden fasten möchtest. Dein Körper wurde jahrelang darauf geschult, dass ein Frühstück wichtig ist, und benötigt Zeit für die Umstellung. Dabei ist auch die psychische Komponente nicht zu verachten. Es ist also okay, wenn du die ersten Tage nur zwölf Stunden fastest (dann ist die erste Mahlzeit schon um 8:30 Uhr morgens), das Fenster dann auf 14 Stunden erhöhst, um nach einer Woche auf 16 Stunden zu gehen. Für deinen Tagesablauf würde das bedeuten, dass du die Endurance Phase ausdehnst (zu den Empfehlungen dieser Phase komme ich gleich).

Nach einer gewissen Zeit wirst du es lieben, in einem Zustand des Fastens zu sein. Dein Energielevel geht „durch die Decke", da du dich in der besprochenen „Fight or Flight"-Modus befindest. Das ist der Zeitraum des Tages, an dem du Gas geben musst: Ein besseres Hormonumfeld wirst du am Tag nicht mehr bekommen und bist damit deinen Kollegen um einiges voraus. Während die sich müde durch den Morgen schleppen und versuchen, das parasympathische Nervensystem irgendwie mit Kaffee zu stoppen, bist du auf Hochleistung gepolt. Da die meisten deiner Kollegen nach dem Mittagessen weitere Tiefs haben werden, kannst du in den vier Stunden des Vormittages produktiver sein als deine Kollegen an einem ganzen Tag.

Mach bitte nicht den Fehler, kleine Snacks zu essen, die nicht die getroffenen Vorgaben erfüllen: Durch die Fastenmethodik verbessert sich deine Insulinsensitivität. Das ist am Abend sehr gut (dazu später mehr), führt aber im Fastenzustand dazu, dass schon eine kleine Menge Blutzucker zu einem größeren Insulinausstoß führt, als du gewohnt bist. Die Gefahr, dass du in den Parasympathikus rutschst und träge wirst, ist in diesem Zeitraum am größten.

Diese Phase ist auch der perfekte Zeitraum, um viel Wasser zu trinken. Zwar wird dadurch deine Magensäure verdünnt, was aber nicht schlimm ist, da du sowieso nichts verdauen musst. Beachte beim Trinken, besser viele kleine Schlucke zu trinken als alle zwei Stunden eine Wasserflasche innerhalb von wenigen Minuten zu leeren. In diesem Fall würde der Körper die Flüssigkeit in kurzer Zeit durchschleusen, die dann letztendlich in der Toilette landet.

Das solltest du dir merken

Hier nochmals eine Zusammenfassung, was für dich in dieser Phase des Tages wichtig ist:

1) Steh auf und beginn mit einem Glas Wasser. Eine kurze, mo-

derate sportliche Aktivität und eine darauffolgende kalte Dusche ist ein perfekter Kickstarter in den Tag. Kaffee solltest du zunächst meiden. Überlege dir, welche Aufgaben und Probleme am Tag anstehen und wie du sie lösen kannst.

2) Trink über den Morgen verteilt schon 60 bis 70 % deines Flüssigkeitsbedarfes.

3) Gib Gas im Job! Jetzt ist die Zeit des Tages, die dich zum Gewinner macht und dich von deinen Kollegen abhebt. Ein netter Nebeneffekt ist gerade in den ersten Tagen, dass du nicht an Essen denkst, wenn du produktiv bist.

4) Fang erst dann wieder an zu essen, wenn deine Mahlzeit 16 Stunden zurückliegt, um die optimalen Vorteile des Fastens zu generieren.

Endurance Phase

Diese Phase beginnt mit dem Mittagessen um 12:30 Uhr. Aber wie sollst du das Fasten brechen? Das Problem ist, dass du noch einige Stunden arbeiten musst, aber eine große Mahlzeit an dieser Stelle einen massiven Blutzuckeranstieg zur Folge hätte. Daraus würde ein Insulingipfel resultieren, der dich sofort in die Aktivierung des parasympathischen Nervensystems führt. Dieses Phänomen kennst du: Du bekommst ein Mittagstief, auch „Suppenkoma" genannt.

Die Lösung ist, dass du nur kleine Mengen Protein und Fett zu dir nimmst. Proteine können zwar auch einen Insulinausstoß bewirken, allerdings ist dieser bei kleinen Mengen so gering, dass du im sympathischen Nervensystem bleibst. Was bietet sich also an? Eine Hand voll grünes Gemüse mit einer leicht fettigen Proteinquelle, wie zum Beispiel Lachs mit Spinat oder Eier mit Salat. Es sollten insgesamt nicht mehr als 30 g Proteine und 15 g Fett sein. Die Endurance Phase ist ein guter Zeitpunkt, um die ersten Vorgaben der „5-4-3-2-1-Regel" abzudecken (siehe Seite 17). Variiere bei der Wahl des Gemüses, achte aber darauf, dass es keins ist mit einer großen Menge Kohlenhydrate. Nochmals: Wir wollen an dieser Stelle einen Insulinausstoß vermeiden, damit wir weiter leistungsfähig sind. Wenn du Probleme hast, abends genug zu essen, kannst du in der Endurance Phase auch zwei Mahlzeiten einnehmen: eine um 12:30 Uhr, um das Fasten zu brechen, und eine um 14:30 Uhr. Auch eine kleine Handvoll Nüsse ist ein guter Snack. Niedrigkalorisches Gemüse, wie zum Beispiel Salatgurken, kannst du auch zwischendurch essen. Aber auch hier macht die Menge das Gift: Bei einer großen Menge summieren sich zum einen die Kohlenhydrate, sodass es doch zu einem Insulinausstoß kommen kann. Zum anderen wird bei einer großen Menge Nahrung viel Blut im Verdauungstrakt gebunden, was dich wiederum auch träge machen kann.

Wenn du die Endurance Phase zur Eingewöhnung ausdehnst, um nicht so lange komplett fasten zu müssen, gelten die gleichen Regeln für eine Mahlzeit, damit du weiter im Sympathikus agierst.

Während du dir in der Focus Phase bereits einen Vorteil gegenüber deinen Kollegen schaffen konntest, kannst du diesen nun spielend leicht ausbauen. Du bist weiterhin im „Fight or Flight"-Modus, während deine Kollegen das klassische „Suppenkoma" nach dem Mittagessen haben. Gib weiter Gas! Die nächsten Stunden wird sich das Hungergefühl immer mal wieder melden, dem kannst du aber mit kleinen Snacks entgegenwirken. Solltest du Probleme mit dem Schlaf haben und einen Powernap brauchen, ist die Endurance Phase der perfekte Zeitpunkt dafür.

Hast du morgens noch keinen Sport getrieben, solltest du diesen direkt nach der Arbeit machen. Der Körper ist weiterhin im sympathischen Nervensystem und äußerst belastungsfähig. Bitte denk wieder an die Prämissen aus dem Kapitel zur Geschichte der Ernährung (siehe Seite 15): Im Zustand einer unterkalorischen Ernährung (auch die Jäger und Sammler mussten sich solange von kleinen Portionen ernähren, bis eine große Beute gefangen wurde) musste der Körper am leistungsfähigsten sein, damit er im Kampf gegen ein Tier bestehen konnte. Ein Krafttraining im Fitnessstudio oder Ähnliches ist daher zu dem Zeitpunkt optimal. An längere Ausdauerbelastungen kannst du dich auch wagen, allerdings besteht die Gefahr, dass die Glykogenspeicher komplett leer werden. Hier hängt es dann davon ab, wie gut dein Körper auf individuelle Quellen zurückgreifen kann.

Die auf die Endurance Phase folgende Recovery Phase ist dabei durch seine hormonellen Eigenschaften, und zwar dem anabolen Zustand, ein idealer Zeitpunkt, um die gerade trainierten Muskeln erholen zu lassen, denn wir wissen: Der Muskel wächst in der Erholungsphase, und direkt nach dem Sport ist der Körper bereit, alle Nährstoffe zu verarbeiten, die er dafür benötigt. Doch dazu im nächsten Unterkapitel mehr.

Das solltest du dir merken

1) Brich das Fasten mit einem leichten Mittagessen. Um den Magen vorzubereiten, kannst du vor der ersten Essensaufnahme Apfelessig und Zitronensaft mit lauwarmem Leitungswasser vermischen und trinken.

2) Du hast in diesem Buch einiges über die Wirkung der Makronährstoffe gelernt. Nutz dieses Wissen: Konsumier die Lebensmittel so, dass die Möglichkeit eines Insulinausstoßes gering ist. Denn du willst unbedingt im sympathischen Nervensystem bleiben und weiter produktiv sein!

3) Versuch, schon einige Bereiche der „5-4-3-2-1-Regel" abzudecken (siehe Seite 16) und möglichst unverarbeitete Lebensmittel
zu essen. Eine pauschale Faustformel sagt: Je weniger das Lebensmittel verarbeitet ist, desto kleiner ist auch der Insulinausstoß. Das liegt unter anderem an den Ballaststoffen, aber auch
an anderen Faktoren, die du bereits kennengelernt hast (siehe
Seite 45). Behalt auch das „80/20-Prinzip" im Hinterkopf: Wenn
du in dieser Phase nur unverarbeitete Lebensmittel isst, kannst
du den Anteil der verarbeiteten Lebensmittel am Abend erhöhen (siehe Seite 16). Eine Pizza ohne schlechtes Gewissen und
das jeden Abend in der Recovery Phase. Das hört sich doch ver-
lockend an, oder?

4) Probier aus, was dein Körper verträgt: Letztendlich reagiert
jeder Körper anders auf Lebensmittel. Wenn du zu viel isst, wirst
du das merken: Du wirst automatisch müde, da dein Körper in
den „Rest and Digest"-Modus fällt.

5) Reduzier deinen Koffeinkonsum. Jeder Kaffee am Nachmittag
kann deinen Schlaf negativ beeinflussen. Aber auch hier ist jeder Mensch unterschiedlich, also teste deine Grenzen aus.

6) Betätige dich körperlich. Nach der Arbeit ist ein guter Zeitpunkt, ein wenig Sport zu treiben, bevor du in die Recovery Phase gehst. Jede Einheit zählt, egal ob kurz und intensiv oder lang
und in einem ruhigen Tempo! Behalt dabei dein Wohlbefinden
im Blick und beginn langsam, wenn du zum ersten Mal fastest.
Meine persönliche Erfahrung ist, dass beispielsweise Laufstre-
cken bis zur Halbmarathonlänge durchaus machbar sind.

Recovery Phase

Nun kommen wir zum spaßigen Teil des High-Performing-Konzeptes, der Recovery Phase. Zu dem Zeitpunkt hast du einen

produktiven Tag hinter dir. Du hast während der Arbeit einiges erledigen können und Sport gemacht. Du bist psychisch und physisch ausgelaugt, aber glücklich. Bestimmt kennst du das Gefühl einer langen Wanderung, wenn du nach Hause kommst und dich in den Sessel fallen lässt. Diesen Zeitpunkt, dieses Gefühl hast du nun jeden Tag.

Ziel ist es, dass du in das parasympathische Nervensystem kommst, also dem „Rest and Digest"-Modus, um deinem Körper die wohlverdiente Erholung zu gönnen. Vor der ersten großen Mahlzeit des Tages bietet es sich an, dass du wieder frisch gepressten Zitronensaft und Apfelessig trinkst, um deine Verdauung auf die große Menge an Nahrung vorzubereiten. Trink bitte jetzt kein Wasser! Wie bereits erwähnt, würde das die Magensäure verdünnen.

Ein guter Ansatzpunkt ist, zunächst die restlichen, offenen Punkte der „5-4-3-2-1-Regel" und des „80/20-Prinzipes" zu erfüllen, um deine Mikronährstoffe und Vitamine abzudecken: Eine Mahlzeit mit einer hochwertigen Proteinquelle wie Lachs in Kombination mit Gemüse deiner Wahl (jetzt ist alles erlaubt) und einer gesunden Kohlenhydratquelle (Süßkartoffeln, Reis oder Ähnliches) füllt deine Speicher perfekt auf. Vergiss nicht, zwei bis drei Portionen Obst zu essen! Das kannst du auch vor der Hauptmahlzeit machen, was den Vorteil hat, dass dein Verdauungstrakt besser funktioniert: Obst bleibt im Vergleich zu Fleisch deutlich weniger lange im Magen.

Den Fettanteil solltest du in dieser ersten Mahlzeit gering halten, damit du über den Tag verteilt zu einer Ernährung kommst, die viele Kohlenhydraten und Proteine, jedoch eher moderat Fett enthält. So nutzt du die Vorteile der Ernährung perfekt für deine Schlafqualität aus!

Je nach Sportlevel ist eine folgende Nahrungsaufteilung optimal, hier am Beispiel eines 80 Kilogramm schweren Mannes mittleren Alters mit einem moderaten Sportlevel (30 Minuten joggen am Tag oder 60 Minuten gehen): 2500 kcal, moderat Fett (69 g), mittelmäßig viel Eiweiß (122 g) und viele Kohlenhydrate (335 g), wobei sich die prozentuale Verteilung auf den Anteil an den Gesamtkalorien bezieht. Die Grammzahlen ergeben sich aus der Berechnung unter Berücksichtigung der Energiedichte der Makronährstoffe (1 g Fett hat 9 kcal, 1 g Kohlenhydrate und 1 g Eiweiß haben jeweils 4,1 kcal). Besonders durch das hormonelle Umfeld, das eine Mindestmenge an Fett benötigt, solltest du darauf achten, dass du diese Menge als Mindestmaß einhältst. Als Daumenregel gilt: Immer mindestens 0,8 g Fett pro Kilogramm Körpergewicht.

Genauere Empfehlungen findest du in den Beispielplänen am Ende des Buches.

Anschließend solltest du dir etwas gönnen: Je nachdem, was du vorher gegessen hast, sind nun ein Eis oder eine Pizza möglich. Dabei brauchst du kein schlechtes Gewissen zu haben, denn wenn du vorher nach Plan gegessen hast, hat das bisschen Junkfood keine negativen Auswirkungen auf den Körper. Es hat sogar Vorteile: Durch die Wahl unverarbeiteter Lebensmittel vorher hast du bereits eine Menge Ballaststoffe zu dir genommen. Diese sind zwar wichtig für eine gute Verdauung, ab einer gewissen Menge kehrt sich der Effekt jedoch um. Denk daran, dass du am Tag um die 30 g Ballaststoffe zu dir nimmst – nicht deutlich weniger, aber auch nicht deutlich mehr. Solltest du einen hohen Kalorienverbrauch haben, sind 14 g Ballaststoffe pro 1000 kcal ein guter Richtwert.

Unverarbeitete Lebensmittel haben oft einen hohen glykämischen Index (GI) (siehe Seite 24). Auch das ist gut für deine Schlafqualität. Achte darauf, dass du deine Essensphase eine

Stunde vor dem Schlafen beendest, in unserem Beispiel um 20:30 Uhr, denn sonst hat das Essen eine negative Auswirkung auf deine Schlafqualität.

Das solltest du dir merken!

1) Genieß das Essen am Abend. Du hattest einen anstrengenden Tag, daher ist es wichtig, dass du dir jetzt auch emotional eine Pause gönnst. Bitte quäl dich nicht mit einem schlechten Gewissen, wenn du jetzt viel isst und vielleicht sogar ein paar ungesunde Sachen.

2) Behalt deine Gesamtkalorienbilanz und die Makronährstoffe im Blick. Um langfristig gesund zu sein, ist es unabdingbar, dass du dich nach den vorgegebenen Regeln und Prinzipen ernährst. Ein Tag Abweichung ist nicht schlimm, aber denk an die Macht der Gewohnheit: Die Basis muss passen.

3) Dein Körper hat mit einer großen Menge Nahrung zu tun. Gib ihm die Zeit, diese zu verdauen. Gerade am Anfang kann es sein, dass du dich übertrieben voll fühlst. Versuch in diesem Fall, Mittel wie Zitronensaft und Apfelessig in deine Ernährung zu integrieren. Auch eine Verringerung der Ballaststoffe kann eine Möglichkeit sein, um dein Wohlbefinden zu verbessern. Solltest du allgemein Probleme mit der Verdauung haben, hilft dir vielleicht die Vermeidung der FODMAP-Lebensmittel. Das ist eine Klassifizierung von Lebensmitteln in ihre Verträglichkeit für den Darm. Wenn du FODMAP-Lebensmittel wie Bohnen und Linsen vermeidest, kann deine Verdauung besser werden. Im Internet findest du diverse ausführliche Listen mit den betreffenden Lebensmitteln.

4) Iss nicht zu spät. Wenn du mit der Nahrungsaufnahme zu nah an deine Schlafenszeit kommst, hat das negative Folgen für dei-

ne Schlafqualität.

5) Meide Stimulanzien. Da du dich in der direkten Vorbereitung für deinen Schlaf befindest, solltest du Koffein und Ähnliches in diesem Zeitraum des Tages unbedingt vermeiden.

6) Vermeide Arbeit. Ja, du hast richtig gehört: Es ist absolut wichtig, dass du dich mental von der Arbeit erholst. Leg dein Smartphone und dein Notebook weg und entspann dich. Nichts ist so wichtig, dass es nicht auch am nächsten Tag erledigt werden kann.

Das Wichtigste auf einen Blick

Ich habe dir nun eine große Menge an Informationen gegeben. Wenn du diese Vorgaben alle befolgst, wirst du mit sehr großer Wahrscheinlichkeit eine deutlich bessere Lebensqualität und mehr beruflichen Erfolg als je zuvor erzielen. Allerdings kann ich auch verstehen, wenn du nicht auf alle Details achten möchtest, gerade am Anfang.

Das bereits in Bezug auf die optimale Verteilung von „sauberen" zu „verarbeiteten" Lebensmitteln vorgestellte „80/20-Prinzip" leitet sich von dem sogenannten Pareto-Prinzip ab, das der italienische Ingenieur und Soziologe Vilfredo Pareto (gebürtig Wilfried Fritz Pareto; * 15. Juli 1848 in Paris; † 19. August 1923 in Céligny, Kanton Genf) entwickelt hat. Dieses Prinzip besagt allgemein, dass 80 % des Gesamtergebnisses mit 20 % des Gesamtaufwandes erzielt werden, und lässt sich auch auf das in diesem Buch beschriebene Lebenskonzept beziehen. Mit der Befolgung folgender zehn Regeln wirst du bereits 80 % der Vorteile des Konzeptes erreichen können.

Diese Regeln solltest du möglichst immer befolgen. Davon ausgehend kannst du natürlich ohne Probleme deine Leistungsfähigkeit steigern, indem du weitere Elemente hinzufügst.

1) Lass das Frühstück aus und beginn den Tag mit einer moderaten, körperlichen Aktivität.
2) Trink im Laufe des Vormittags nur Wasser (in großen Men-

gen), ungesüßten Tee und Kaffee.

3) Integriere möglichst viel Bewegung in deinen Alltag: Nimm die Treppe statt des Aufzugs, fahr mit dem Fahrrad zur Arbeit.

4) Brich dein Fasten zur Mittagszeit, 14 bis 16 Stunden nach dem letzten Bissen am Abend zuvor, mit einer leichten Mahlzeit, die Fette, Proteine und grünes Gemüse enthält.

5) Iss ein bis zwei Stunden später eine ähnliche Mahlzeit. Weitere zwei Stunden danach bietet sich eine intensive, sportliche Einheit an.

6) Iss nach dem Sport eine große Mahlzeit mit gesunden Lebensmitteln, gönn dir etwas Ungesundes, wie zum Beispiel ein paar Kugeln Eis.

7) Lass die Arbeit ruhen und genieß den Abend.

8) Hör mindestens eine Stunde vor dem Schlafengehen auf zu essen.

9) Geh früh ins Bett und schlaf so viel, dass du am nächsten Morgen ausgeruht bist.

10) Repeat! Schaff diese Routinen und weitere, um kontinuierlich in sämtlichen Lebensbereichen zu wachsen.

Wenn du vom Anfang direkt zu dieser Stelle gesprungen bist, um sofort starten zu können, empfehle ich dir trotzdem, das Buch komplett durchzuarbeiten. Nicht jeder Tag ist gleich, und daher ist es wichtig, dass du die Regeln selbst anpassen kannst.

Fazit

Du weißt jetzt, wie du erfolgreich und leistungsstark durch richtige Ernährung, ausreichend Schlaf und der optimalen Menge Sport wirst. Abschließend bleibt mir nur eins zu sagen: Glückwunsch! Wenn du es bis zu diesem Teil des Buches geschafft hast, kann man dir schon gratulieren. Die meisten Menschen kaufen sich Bücher, stellen diese aber nur ins Regal und vergessen sie dann. Damit bist du schon einen großen Schritt weiter! Doch was ist das nächste Problem, gerade bei Ratgebern? Viele setzen die Vorgaben aus den Büchern nicht um. Damit dieser Zeitaufwand des Lesens nicht umsonst war, möchte ich dich auffordern: Fang sofort an! Auch wenn du am Anfang nicht alles perfekt machst, ist es trotzdem wichtig, dass du sofort handelst. Es ist besser, nicht perfekt zu starten als perfekt zu warten.

Durch das sofortige Handeln kann ein Flow-Zustand entstehen, und du kommst automatisch ins Rollen. Auch hier möchte ich wieder an Mihaly Csikszentmihalyi erinnern, der den Flow-Begriff entschieden prägte. Seiner Meinung nach muss man sich einer Tätigkeit komplett und mit voller Konzentration widmen, um einen Flow-Zustand zu erreichen. Also: Starte jetzt und lass dich nicht ablenken!

Wie geht es weiter?

Auch wenn ich versucht habe, sämtliche Zweifel aus dem Weg

zu räumen, kann ich verstehen, wenn du noch Fragen hast. Im folgenden Bonuskapitel habe ich häufig gestellte Fragen zusammengestellt. Du hast andere Fragen? Du kannst mich auch auf meiner Internetseite www.yourfocus.de besuchen: Dort werde ich weitere FAQ veröffentlichen und beantworten. Nutz auch das Fragetool, um Fragen zu stellen.

Solltest du eine komplexe und individuelle Beratung benötigen, schreib mir eine Mail über das Kontaktformular auf der Internetseite. Wir finden dann eine Lösung! Auch Anfragen für Firmenberatungen sind willkommen.

Lies dir außerdem meine Blogartikel durch. Vielleicht ist ein Thema dabei, das genau auf dich zugeschnitten ist. Ich freue mich in dem Fall auf einen regen Austausch.

Abschluss

Dieses Buch ist evidenzbasiert, also durch Studien und Fachliteratur belegt. Gerade das Thema Ernährung ist jedoch komplex und ständig im Wandel. Auch wenn ich versucht habe, den Anspruch auf Aktualität zu erfüllen, wird weiter geforscht, und wir kommen zu ständig neuen Erkenntnissen – und das ist auch gut so! Das vorliegende Werk ist also nicht als abschließend und final anzusehen. Ich freue mich darauf, das Konzept mit euch ständig weiterzuentwickeln! Solltest du neue Informationen finden, die dieser Sache dienlich sein könnten, schick mir eine E-Mail über das Kontaktformular auf meiner Internetseite.

Häufig gestellte Fragen

Ich habe ein Essen mit einem Kunden in der Focus Phase und kann daher nicht fasten. Was soll ich alternativ machen?

Derartige Verabredungen sind wichtig, um eine gute Beziehung zu einem Kunden aufzubauen. Das kann dir im Zweifel eher helfen als ein paar Stunden besserer Konzentration. Da du durch dieses Buch weißt, wie sich bestimmte Makronährstoffe auf dein Wohlbefinden auswirken, kannst du es durch deine Lebensmittelauswahl beeinflussen. Musst du nach dem Essen noch arbeiten, würde ich dir empfehlen, die Menge an Kohlenhydraten möglichst gering zu halten und vorwiegend Eiweiß und moderat Fett mit ein wenig Gemüse zu dir zu nehmen – ähnlich, wie du es in der Endurance Phase machen würdest.

Ich bin mit meinen Kumpels zu einem Abend im Club verabredet. Was soll ich vorher und nachher essen?

Ich brauche dir nicht zu sagen, dass Alkohol einige negative Auswirkungen auf den Körper hat. Versuchen wir also nun, das Beste draus zu machen: Vor dem Alkoholkonsum solltest du viel essen. Das hat zwei Vorteile: Dein Körper wird nochmals mit allen Nährstoffen versorgt. Zum anderen wird der Alkohol bei einem vollen Magen langsamer aufgenommen, was zu einem langsameren Anstieg deines Alkoholpegels führt, wobei sich die insgesamt aufgenommene Menge Alkohol nicht ändert. Trink nichts Alkoholisches in komplett nüchternem Zustand und auch nicht zum Ende der Endurance Phase.

Um am nächsten Tag fit zu sein, solltest du nicht nur genug Wasser zu dir nehmen, sondern auch eine größere Menge Salz. Das kannst du entweder durch die Nahrung abdecken, oder du isst vor dem Schlafengehen einen Teelöffel Kochsalz. Mittlerweile gibt es auch spezielle Nahrungsergänzungsmittel für diesen Fall, die helfen können. Danach ist es wichtig, dass du ausreichend Schlaf bekommst.

Wie ernähre ich mich am Wochenende, wenn ich nicht arbeiten muss?

Im besten Fall behältst du das System genauso bei, wie du es in der Woche machst. Wenn du die Zeiten änderst, in denen du fastest oder vielleicht sogar gar nicht fastest, wirst du das vor allem die ersten Tage der Arbeitswoche merken: Das Hormon Ghrelin wird sich wieder morgens melden und Hunger verursachen. Ein anderer Nachteil des Fastens ist (gesundheitlich ist es ein Vorteil!), dass sich deine Insulinsensitivität erhöht und du schneller müde wirst, wenn du Kohlenhydrate bzw. eine größere Menge isst.

Ich kann aber verstehen, wenn du am Wochenende entspannen und einfach das essen willst, worauf du gerade Lust hast. Das mache ich auch so! Man schläft mehr und hat eine mentale Entspannung. Genieß ruhig deine Freizeit. Wenn du dich den Rest der Woche an dieses System hältst, wirst du keine gravierenden Nachteile haben.

Ich arbeite mehr als acht Stunden am Tag. Ist das System dann nichts für mich?

Auch ich habe einige Projekte gehabt, in denen ich zwölf, 16 oder sogar 24 Stunden am Stück leistungsfähig sein musste. Ich empfehle dir, dich für diesen Zeitraum kohlenhydratarm zu ernähren, aber die Mahlzeiten etwas üppiger zu gestalten, als es in der Endurance Phase der Fall wäre. Denn um weiter leistungsfähig zu bleiben, solltest du nicht in einem dauerhaften Kaloriendefizit sein. Am Wochenende solltest du dann eine große Menge Kohlenhydrate essen, um deine Speicher wieder zu füllen.

Gerade unter diesen Bedingungen sind Sport und Schlaf besonders wichtig, wobei der Schlaf die Priorität haben sollte. Lieber sechs Stunden schlafen als fünf Stunden zu schlafen und eine Stunde Sport zu machen! Deine körperliche Aktivität solltest du dir lieber am Tag holen, indem du zwischendurch jede Chance nutzt, um ein paar Schritte zu gehen.

Wenn du über mehrere Wochen und Monate eine deutliche Anzahl an Überstunden machst und daher keine Vorgaben der drei Säulen Ernährung, Sport und Schlaf dauerhaft erfüllen kannst, solltest du dein Leben grundsätzlich hinterfragen. Eine derartige Belastung ist für den Körper ungesund. Das Geld, das du verdienst, hilft dir auch nicht, wenn du an Burn-out erkrankst.

Ich bin Veganer. Kann ich diese Ernährungsform trotzdem durchführen?

Die vorgestellte Ernährungsform ist auch für Veganer geeignet, wobei es durch die eingeschränkte Lebensmittelauswahl natürlich schwieriger wird – aber nicht unmöglich. Zum einen wirst du weniger Abwechslung in der Endurance Phase haben, da die meisten „Low-Carb"-Produkte tierische Anteile haben. Gute Quellen in dieser Phase des Tages sind Tofu, Tempeh, Seitan oder auch eine Handvoll Nüsse. Solltest du etwas davon nicht vertragen, empfehle ich dir veganes Proteinpulver.

Da die meisten rein pflanzlichen Nahrungsmittel eher unverarbeitet sind, wirst du zum anderen am Abend eine große Menge essen müssen, um auf deinen Kalorienbedarf zu kommen. Solltest du das dauerhaft nicht schaffen, bleibt dir nur, die Recovery Phase zu verlängern und statt 16 Stunden beispielsweise nur 14 Stunden zu fasten. Dieser Tipp gilt natürlich auch, wenn du dich pflanzlich und tierisch ernährst und Probleme hast, deine Kalorien zu decken.

Kann ich diese Ernährungsform auch als Frau durchführen?

Diese Frage kann ich klar mit „Ja!" beantworten. Zwischen der Ernährung von Frauen und Männern gibt es graduelle Unterschiede, aber keine prinzipiellen. Anpassungen können im Hinblick auf die biologischen Unterschiede vorgenommen werden: Besonders Frauen mit einer starken Monatsblutung haben oft einen Eisenmangel. Das solltest du im Blick haben! Ein weiterer Punkt in diesem Zusammenhang ist, dass Frauen hormonell anfälliger sind, wenn der Fettanteil der Ernährung zu gering wird. Das kann sogar dazu führen, dass die Monatsblutung komplett ausbleibt! Meine Empfehlung ist daher, dass Frauen, um sicherzugehen, mindestens 1 g pro Kilogramm Körpergewicht an Fett zu sich nehmen sollten.

Ich esse nicht gern Gemüse und Obst und habe daher Schwierigkeiten, die „5-4-3-2-1-Regel" einzuhalten. Was kann ich tun?

Zunächst solltest du weiter neue Sorten ausprobieren, denn bei einer so großen Vielfalt wird ein Geschmack dabei sein, der dir gefällt. Sollte auch das nicht klappen, wäre der nächste Schritt, dass du Gemüse mit dem Geschmack von anderen Sachen überdeckst. Sollte der einzige Weg, dass du Spinat isst, der sein, dass du ihn in einem Omelett mit Eiern und Bacon verarbeitest, dann mach das lieber so als gar keinen zu essen. Werde kreativ! Der letzte Schritt, falls das für dich auch nicht funktioniert, wäre eine Nahrungsergänzung durch Vitamine und Mineralstoffe. Das sollte aber wirklich die allerletzte Alternative sein.

Außerdem ist es normal, wenn am Anfang alles langweilig schmeckt. Wenn du jahrelang eine Menge Junkfood gegessen hast, sind deine Geschmacksknospen an diese unnatürlich intensiven Reize gewöhnt. Im Normalfall dauert es bei konsequentem Verzicht auf Fertigprodukte ein paar Wochen, um die Geschmacksknospen wieder für natürliche Aromen zu sensibilisieren.

Ich bin Student. Eine so große Menge an gesunden Lebensmitteln belastet mein Budget zu sehr. Was kann ich tun?

Es ist richtig, dass eine gesunde Lebensweise tendenziell teurer ist, als wenn du nur Fertigprodukte aus dem Supermarkt essen würdest. Zunächst solltest du dir deine Ausgaben allgemein anschauen und eventuell deine Prioritäten anders setzen. Dein Körper ist dein Kapital für alles, was du im Leben erreichen möchtest. Selbst wenn dir alles genommen wird, deinen Körper kann dir keiner nehmen. Sollte es daher nicht deine Priorität sein, dass nur das Beste in deinen Körper kommt? Typische Einsparmöglichkeiten sind Partys am Wochenende, unnötiges Shopping und zu häufiges essen gehen.

Wenn das trotzdem noch nicht reicht, gibt es einige Tricks, um sich auch mit einem kleinen Budget gut ernähren zu können. Ich möchte dir die App „TooGoodToGo" empfehlen. Hier bekommst du günstig Lebensmittel, die sonst weggeworfen würden. Außerdem solltest du gerade Obst und Gemüse saisonal kaufen. Dieses hat eine höhere Dichte an Mikronährstoffen. Auch tiefgefrorenes Gemüse steht frischem Gemüse in nichts nach, da es direkt nach dem Ernten schockgefroren wurde und damit fast genauso viele Vitamine und Mineralstoffe enthält wie frisches Gemüse.

Anhang: Die Tagespläne des High-Performing-Konzeptes

Nachfolgend habe ich einige Beispielpläne für verschiedene Kalorienbedarfe zusammengestellt. Es handelt sich um Beispielpläne für einen Tag! Bitte nutz nicht den gleichen Plan für jeden Tag in der Woche. Gerade bei Obst und Gemüse ist Abwechslung der Schlüssel zum Erfolg. Denk dabei an die „5-4-3-2-1-Regel". Deinen Kalorienbedarf kannst mithilfe diverser Rechner im Internet ausrechnen. Denke dabei an die Grundregel: Je mehr Variablen der Rechner benötigt, desto größer ist die Genauigkeit des Rechners. Die dabei berechnete Kalorienmenge ist immer nur ein Richtwert! Benutz diesen Richtwert für zwei Wochen in deiner Ernährung und behalt die Waage im Blick. Sollte dein Gewicht konstant bleiben, hast du deine Kalorienbilanz zur Erhaltung gefunden. Wenn dein Gewicht leicht zurückgegangen ist, liegen deine Erhaltungskalorien 100 bis 200 kcal höher. Pass deinen Bedarf entsprechend für weitere zwei Wochen an. Solltest du leicht zugenommen haben, funktioniert das natürlich genauso umgekehrt. Wenn du abnehmen möchtest, kannst du nun beispielsweise einen Plan mit einer Kalorienzahl nehmen, die etwa 500 kcal unter deinen Erhaltungskalorien liegt.

Während sich die zugefügte Menge an Eiweiß und Fett immer am Körpergewicht orientiert, ist die zugeführte Menge an Kohlenhydrate dazu da, Kalorien aufzufüllen. Solltest du beispielsweise einen Kalorienbedarf von 3500 kcal haben, nutz den Plan für 3000 kcal und erhöhe die Menge der Kohlenhydrate, die du abends zu dir nimmst. Das kannst du beispielsweise dadurch erreichen, indem du mehr Obst isst oder eine Kohlenhydratquelle, wie Reis, erhöhst.

Bei den Plänen wurde für die Gemüsesorten jeweils immer ein Beispiel gewählt. Wie du aber weißt, ist es am besten, wenn du immer mehrere Sorten mischst. Auch wurde zum Teil die „80/20-Prinzip" nicht erfüllt. Das ist nicht tragisch, der Unterschied sollte dann nur am Tag danach kompensiert werden. Letztendlich kannst du alles essen, was du möchtest. Zumindest über die Woche verteilt sollten die Ernährungsvorgaben für eine langfristige Gesundheit passen.

Diese Pläne sind als Inspiration anzusehen! Viel Spaß beim Ausprobieren.

Kalorienbedarf: etwa 2000 kcal

Bezeichnung	Menge	Kalorien (kcal)	Fett (g)	Kohlenhydrate (g)	Eiweiß (g)
Endurance Phase – Mahlzeit 1 – 12:30 Uhr					
Lachs	125 g	260	16,2	0	25
Spinat	150 g	39	0,9	4,5	3,8
Endurance Phase – Mahlzeit 2 – 14:30 Uhr					
Mandeln	20 g	115	9,8	4,4	4,2
Tomate	100 g	22	0,2	3,5	0,8
Recovery Phase – Mahlzeit 1 – 16:30 Uhr					
Süßkartoffeln	200 g	172	0	40	3,2
Hähnchenbrust	200 g	210	3,6	0	44,6
Weißer Spargel	200 g	34	0,4	5	3,4
Recovery Phase – Mahlzeit 2 – 18:30 Uhr					
Tiefkühlpizza	1 Pizza	777	30,4	91,2	30,4
Recovery Phase – Mahlzeit 3 – 20:15 Uhr					
Banane	100 g	95	0	21,6	1
Himbeeren	125 g	42	0,4	6	1,6
Haferflocken	60 g	223	4,2	35,2	8,1
SUMME		1989	66,1	211,4	126,1

Kalorienbedarf: etwa 2500 kcal

Bezeichnung	Menge	Kalorien (kcal)	Fett (g)	Kohlenhydrate (g)	Eiweiß (g)
Endurance Phase – Mahlzeit 1 – 12:30 Uhr					
Rinderfilet	100 g	115	3	0	22
Grünkohl	150 g	37	0,9	2,5	4,3
Endurance Phase – Mahlzeit 2 – 14:30 Uhr					
Avocado	1 Frucht	240	22	12,8	3
Möhre	100g	41	0,2	10	0
Recovery Phase – Mahlzeit 1 – 16:30 Uhr					
Reis (Basmati)	150 g	530	1,5	114	13,3
Ei	3 Gr. M	291	21	2,1	24
Erbsen (tiefkühl)	200 g	130	1	14,8	9,8
Recovery Phase – Mahlzeit 2 – 18:30 Uhr					
Lasagne	1 Portion	630	28,4	58,6	31,6
Recovery Phase – Mahlzeit 3 – 20:15 Uhr					
Mango	200 g	118	1	32	1
Milch 1,5 %	200 ml	94	3	9	6
Cerealien Honeywheat	100 g	373	1,4	78	10
SUMME		2599	83,4	333,8	125

Kalorienbedarf: etwa 3000 kcal

Bezeichnung	Menge	Kalorien (kcal)	Fett (g)	Kohlenhydrate (g)	Eiweiß (g)
Endurance Phase – Mahlzeit 1 – 12:30 Uhr					
Ei	2 Gr. M	194	14	1,4	16
Paprika	200 g	40	0,6	6	2,4
Endurance Phase – Mahlzeit 2 – 14:30 Uhr					
Eiweißriegel	1 Riegel	210	8	24	21
Salatgurke	200 g	28	0,4	3,6	1,2
Recovery Phase – Mahlzeit 1 – 16:30 Uhr					
Linsencurry	1 Portion	820	26	96	36
Couscous	100 g	353	1,8	69	11
Vollkornbrot	2 Scheiben	222	1,4	42	6
Recovery Phase – Mahlzeit 2 – 18:30 Uhr					
Hamburger McDonald's	2 Stück	500	16	60	28
Recovery Phase – Mahlzeit 3 – 20:15 Uhr					
Milchreis	200 g	202	5,2	31,8	7
Äpfel	300 g	156	1,2	34,2	0,9
Schokolade	50 g	292	20,8	19,4	4,7
SUMME		3017	95,4	387,4	134,2

Literaturverzeichnis

• Abbasi, B., Kimiagar, M., Sadeghniiat, K., Shirazi, M., Hedayati, M., & Rashidkhani, B. (2012). The effect of magnesium supplementation on primary insomnia in elderly: A double-blind placebo-controlled clinical trial. Journal of research in medical sciences, 1161-1169.

• Acker, F. (2018). Ernährung für (Kraft-)Sportler: Intermittent Fasting 2.0. Lehrte: CreateSpace Independent Publishing Platform.

• Afaghi, A., O'Connor, H., & Chow, C. (2007). High-glycemic-index carbohydrate meals shorten sleep onset. The American journal of clinic nutrition, 426-430.

• Ahn, S., Lim, S., Ryu, Y., Park, H., Suh, H., & Han, S. (2018). Absorption rate of krill oil and fish oil in blood and brain of rats. Lipids in Health and Disease, 162.

• Altenburg, T., Chinapaw, M., & Singh, A. (2016). Effects of one versus two bouts of moderate intensity physical activity on selective attention during a school morning in Dutch primary schoolchildren: A randomized controlled trial. Journal of science and medicine in sport, 820-824.

• Balshaw, T., Bampouras, T., Barry, T., & Sparks, S. (2013). The effect of acute taurine ingestion on 3-km running performance in trained middle-distance runners. Amino Acids, 555-561.

• Banderet, L., & Lieberman, H. (1989). Treatment with tyrosine, a neurotransmitter precursor, reduces environmental stress in humans. Brain research bulletin, 759-762.

• Bandura, A., & Locke, E. (2003). Negative Self-Efficacy and Goal Effects Revisited. Journal of Applied Psychology, 87-99.

Barnosky, A., Hoddy, K., Unterman, T., & Varady, K. (2014). Intermittent fasting vs daily calorie restriction for type 2 diabetes prevention: a review of human findings. Translational Research, 302-311.

• Bassett, S., Lupis, S., Gianferante, D., Rohleder, N., & Wolf, J. (2015). Sleep quality but not sleep quantity effects on cortisol responses to acute psychosocial stress. Stress, 638-644.

• Blanchard, J., Tozer, T., & Rowland, M. (1997). Pharmacokinetic perspectives on megadoses of ascorbic acid. The American yournal of clinic nutrition, 1165-1171.

• Byun, J.-I., Shin, Y., Chung, S.-E., & Shin, W. (2018). Safety and Efficacy of Gamma-Aminobutyric Acid from Fermented Rice Germ in Patients with Insomnia Symptoms: A Randomized, Double-Blind Trial . Journal of Clinical Neurology, 291-295.

• Chaddock, L., Erickson, K., Prakash, R., Kim, J., Voss, M., Van-Patter, M., . . . Kramer, A. (2010). A neuroimaging investigation of the association between aerobic fitness, hippocampal volume, and memory performance in preadolescent children. Brain Research, 172-183.

• Childs, E., & de Wit, H. (2006). Subjective, behavioral, and physiological effects of acute caffeine in light, nondependent caffeine users. Psychopharmacology, 514-523.

• Coles, K., & Tomporowski, P. (2008). Effects of acute exercise on executive processing, short-term and long-term memory. Journal of sport sciences, 333-344.

• Collier, G., & O'Dea, K. (1. Juni 1983). The effect of coingestion of fat on the glucose, insulin, and gastric inhibitory polypeptide responses to carbohydrate and protein. The American Journal of

Clinical Nutrition, S. 941-944.

• Davies, S. (24. Januar 2017). 5 Timeless Strategies for Building Self-Discipline . Von Samuel Thomas Davies: https://www.samuelthomasdavies.com/how-to-build-self-discipline/ abgerufen

• Debono, M., Ghobadi, C., Rostami-Hodjegan, A., Huatan, A., Campbell, M., Newell-Price, J., . . . Ross, R. (2009). Modified-release hydrocortisone to provide circadian cortisol profiles. The Journal of clinical endocrinology and metabolism, 1548-1554.

• Deijen, J., Wientjes, C., Vullinghs, H., Cloin, P., & Langefeld, J. (1999). Tyrosine improves cognitive performance and reduces blood pressure in cadets after one week of a combat training course. Brain research bulletin, 203-209.

• Deutsche Gesellschaft für Ernährung e. V. (2017). Wie sind die Deutschen mit Nährstoffen versorgt? DGE Aktuell, 1-3.

• Door, R. (2. November 2018). Fitness: Ist zu viel Sport schädlich? Von Apotheken Umschau: https://www.apotheken-umschau.de/Sport/Fitness-Ist-zu-viel-Sport-schaedlich-553439.html abgerufen

• Drake, C., Roehrs, T., Shambroom, J., & Roth, T. (2013). Caffeine effects on sleep taken 0, 3, or 6 hours before going to bed. Journal of clinical sleep medicine, 1195-1200.

• Duckworth, A., & Seligman, M. (2005). Self-discipline outdoes IQ in predicting academic performance of adolescents. Psychological science, 939-944.

• Duhigg, C. (2012). Die Macht der Gewohnheit: Warum wir tun, was wir tun. Berlin: Berlin Verlag.

• Eaton, S. B., Shostak, M., & Konner, M. (1988). The Paleolithic Prescription: A Program of Diet and Exercise and a Design for Living. Washington D. C.: Harper & Row.

• Erickson, K., Voss, M., Prakash, R., Basak, C., Szabo, A., Chaddock, L., . . . Kramer, A. (2011). Exercise training increases size of hippocampus and improves memory. PNAS, 3017-3022.

• Exton, M., Bindert, A., Krüger, T., Scheller, F., Hartmann, U., & Schedlowski, M. (1999). Cardiovascular and endocrine alterations after masturbation-induced orgasm in women. Psychosomatic medicine, 280-289.

• Frosig, C., Rose, A., Treebak, J., Kiens, B., Richter, E., & Wojtaszewski, J. (2007). Effects of Endurance Exercise Training on Insulin Signaling in Human Skeletal Muscle. Diabetes, 2093-2102.

• Fuss, J., Steinle, J., Bindila, L., Auer, M., Kirchherr, H., Lutz, B., & Gass, P. (2015). A runner's high depends on cannabinoid receptors in mice. PNAS, 13105-13108.

• Gabel, K., Hoddy, K., Haggerty, N., Song, J., Kroeger, C., Trepanowski, J., . . . Varady, K. (2018). Effects of 8-hour time restricted feeding on body weight and metabolic disease risk factors in obese adults: A pilot study. Nutrition and Healthy Aging, 345-353.

• Goel, N., Van Dongen, P., & Dinges, D. (2011). Principles and Practice of Sleep Medicine. Circadian Rhythms in Sleepiness, Alertness, and Performance, 445-455.

• Greger, M., & Stone, G. (2016). How Not to Die: Entdecken Sie Nahrungsmittel, die Ihr Leben verlängern - und bewiesenermaßen Krankheiten vorbeugen und heilen. Kandern: Narayana Verlag.

• Guillaume, M., Lapidus, L., Beckers, F., Lambert, A., & Björntorp, P. (1995). Familial trends of obesity through three generations: the Belgian-Luxembourg child study. International journal of obesity and related metabolic disorders, 5-9.

• Hackney, A., & Viru, A. (1999). Twenty-four-hour cortisol response to multiple daily exercise sessions of moderate and high intensity. Clinical physiology, 178-182.

• Halberg, N., Henriksen, M., Söderhamn, N., Stallknecht, B., Ploug, T., Schjerling, P., & Dela, F. (2005). Effect of intermittent fasting and refeeding on insulin action in healthy men. Journal of applied physiology, 2128-2136.

• Harirari, P., & Schellack, N. (2015). B-complex vitamin deficiency and supplementation. South African Pharmaceutical Journal, 28-32.

• Harvie, M., Pegington, M., Mattson, M., Frystyk, J., Dillon, B., Evans, G., . . . Howell, A. (2011). The effects of intermittent or continuous energy restriction on weight loss and metabolic disease risk markers: a randomized trial in young overweight women. International Journal of Obesity, 714-727.

• He, Q., Zhang, P., Li, G., Dai, H., & Shi, J. (2017). The association between insomnia symptoms and risk of cardio-cerebral vascular events: A meta-analysis of prospective cohort studies. European Journal of Preventive Cardiology, 1071-1082.

• Helms, E., Morgan, A., & Valdez, M. (2019). The Muscle and Strength Pyramid: Training. USA: Muscle and Strength Pyramids, LLC.

• Hillman, C., Pontifex, M., Castelli, D., Khan, N., Raine, L., Scudder, M., . . . Kamijo, K. (2014). Effects of the FITKids randomized controlled trial on executive control and brain function. Pediatrics, 1063-1071.

• Hirotsu, C., Tufik, S., & Andersen, M. (2015). Interactions between sleep, stress, and metabolism: From physiological to pathological conditions. Sleep science, 143-152.

• Holt, S., Miller, J., & Petocz, P. (1997). An insulin index of foods: the insulin demand generated by 1000-kJ portions of common foods. The American journal of clinic nutrition, 1264-1276.

• Hopp, C., & Shurtleff, D. (May 2018). National Center for Complementary and Integrative Health. Von Omega-3 Supplements: In Depth: https://nccih.nih.gov/health/omega3/introduction.htm abgerufen

• Horn, F. (2018). Biochemie des Menschen: Das Lehrbuch für das Medizinstudium. Stuttgart: Thieme.

• Inouye, S., & Kawamura, H. (1979). Persistence of circadian rhythmicity in a mammalian hypothalamic "island" containing the suprachiasmatic nucleus. Proceedings of the National Academy of Sciences of the United States of America.

• INRIX, Inc. (12. Februar 2019). Berlin ist Deutschlands Stauhauptstadt. Von Inrix: http://inrix.com/press-releases/scorecard-2018-de/ abgerufen

• Köbe, T., Witte, A., Schnelle, A., Grittner, U., Tesky, V., Pantel, J., . . . Flöel, A. (2016). Vitamin B-12 concentration, memory performance, and hippocampal structure in patients with mild cognitive impairment. The American journal of clinic nutrition, 1045-1054.

• Krüger, T., Haake, P., Chereath, D., Knapp, W., Janssen, O., Exton, M., . . . Hartmann, U. (2003). Specificity of the neuroendocrine response to orgasm during sexual arousal in men. The journal of endocrinology, 57-64.

• Lack, L., Gradisar, M., Van Someren, E., Wright, H., & Lushington, K. (2008). The relationship between insomnia and body temperatures. Sleep medicine reviews, 307-317.

• Lally, P., van Jaarsveld, C., Potts, H., & Wardle, J. (2009). How are habits formed: Modelling habit formation in the real world. European Journal of Social Psychology, 998-1009.

• Lee, L. (17. Mai 2017). Focus on Small Steps First, Then Shift to the Larger Goal. Von Stanford Business: https://www.gsb.stanford.edu/insights/focus-small-steps-first-then-shift-larger-goal abgerufen

• Maffeis, C., Talamani, G., & Tato, L. (1998). Influence of diet, physical activity and parents' obesity on children's adiposity: a four-year longitudinal study. International journal of obesity and related metabolic disorders, 758-764.

• Mattson, M., & Wan, R. (2005). Beneficial effects of intermittent fasting and caloric restriction on the cardiovascular and cerebrovascular systems. The Journal of Nutritional Biochemistry, 129-137.

• Miller, J. B., Mann, N., & Cordain, L. (2009). Paleolithic nutrition: What did our ancestors eat? ISS 2009 Genes to Galaxies, 28-42.

• Moloney, M., Casey, R., O'Donnell, D., Fitzgerald, P., Thompson, C., & Bouchier-Hayes, D. (2010). Two weeks taurine supplementation reverses endothelial dysfunction in young male type 1 diabetics. DIabetes & vascular disease research, 300-310.

• National Sleep Foundation. (2019). How Sleep Deprivation Affects Your Heart. Von National Sleep Foundation: https://www.sleepfoundation.org/excessive-sleepiness/health-impact/how-sleep-deprivation-affects-your-heart abgerufen

• Neri, D., Wiegmann, D., Stanny, R., Shappell, S., McCardie, A., & McKay, D. (1995). The effects of tyrosine on cognitive performance during extended wakefulness. Aviation, space, environmental medicine, 313-319.

• OECD. (2009). Special Focus: Measuring Leisure in OECD Countries. Society at a glance 2009: OECD social indicators, 19-49.

• O'Keefe, J., Vogel, R., Lavie, C., & Cordain, L. (2010). Achieving Hunter-gatherer Fitness in the 21st Century: Back to the Future. The American Journal of Medicine, 1082-1086.

• Oppezzo, M., & Schwartz, D. (2014). Give your ideas some legs: the positive effect of walking on creative thinking. Journal of experimental psycology. Learning, memory and coginition., 1142-1152.

• Patel, K. (22. Oktober 2018). Do I need to cycle caffeine? Von Examine: https://examine.com/nutrition/do-i-need-to-cycle-caffeine/ abgerufen

• Patel, K. (22. Oktober 2018). The science behind caffeine. Von Examine: https://examine.com/nutrition/science-behind-caffeine/ abgerufen

• Pesce, C., Crova, C., Cereatti, L., Casella, R., & Belucci, M. (2009). Enhancing cognitive functioning and brain plasticity. Mental Health and Physical Activity, 16-22.

• Pilz, S., Frisch, S., Koertke, H., Kuhn, J., Dreier, J., Obermayer-Pietsch, B., . . . Zittermann, A. (2011). Effect of vitamin D supplementation on testosterone levels in men. Hormone and Metabolic Research, 223-225.

• Raschka, C., & Ruf, S. (2018). Sport und Ernährung: Wissenschaftlich basierte Empfehlungen, Tipps und Ernährungspläne für die Praxis. Stuttgart: Thieme .

• Rimmele, U., Zellweger, B., Marti, B., Seiler, R., & Heinrichs, M. (2007). Trained men show lower cortisol, heart rate and psychological responses to psychosocial stress compared with untrained men. Psychoneuroendocrinology, 627-635.

• Rutherford, J., Spriet, L., & Stellingwerff, T. (2010). The effect of acute taurine ingestion on endurance performance and metabolism in well-trained cyclists. International journal of sport nutrition and exercise metabolism, 322-329.

• Schlieper, C. (2019). Grundfragen der Ernährung. Hamburg: Verlag Handwerk und Technik.

• Schmidt, S., Hallschmid, M., & Jauch-Chara, K. (2007). Sleep loss alters basal metabolic secretion and modulates the dynamic counterregulatory response to hypoglycemia. Journal clinical endocrinology and metabolism, 3044-3051.

• Schmidt-Kassow, M., Zink, N., Mock, J., Thiel, C., Vogt, L., Abel, C., & Kaiser, J. (2014). Treadmill walking during vocabulary encoding improves verbal long-term memory. Behavioral and brain functions., 10-24.

• Shao, A., & Hathcock, J. (2008). Risk assessment for the amino acids taurine, L-glutamine and L-arginine. Regulatory toxicology and pharmacology, 376-399.

• Shurtleff, D., Thomas, J., Schrot, J., Kowalski, K., & Harford, R. (1994). Tyrosine reverses a cold-induced working memory deficit in humans. Pharmacology, Biochemistry, and behavior, 935-941.

• Silber, B., & Schmitt, J. (2010). Effects of tryptophan loading on human coginition, mood and sleep. Neuroscience Biobehavior, 387-407.

• St-Onge, M.-P., Mikic, A., & Pietrolungo, C. (2016). Effects of Diet on Sleep Quality. Advances in nutrition, 938-949.

• Thomas, A., Dennis, A., Rawlings, N., Stagg, C., Matthews, L., Morris, M., . . . Johansen-Berg, H. (2016). Multi-modal characterization of rapid anterior hippocampal volume increase associated with aerobic exercise. NeuroImage, 162-170.

• Trepanowski, J., Kroeger, C., Barnosky, A., Klempel, M., Bhutani, S., Hoddy, K., . . . Varady, K. (2017). Effect of Alternate-Day Fasting on Weight Loss, Weight Maintenance, and Cardioprotection Among Metabolically Healthy Obese Adults: A Randomized Clinical Trial. JAMA Internal Medicine, 930-938.

• Vlachopoulos, C., Xaplanteris, P., Alexopoulos, N., Aznaouridis, K., Vasiliadou, C., Baou, K., . . . Stefanidis, C. (2009). Divergent effects of laughter and mental stress on arterial stiffness and central hemodynamics. Psychosomatic medicine, 446-453.

• Wilhelmi de Toledo, F., & Klepzig, H. (April 1994). Kurze Geschichte des Fastens. Ärztezeitschrift für Naturheilverfahren, Physikalische Medizin und Rehabilitation, S. 250-258.

• Winter, B., Breitenstein, C., Mooren, F., Voelker, K., Fobker, M., Lechtermann, A., . . . Knecht, S. (2007). High impact running improves learning. Neurbiology of learning and memory, 597-609.

• Zhang, J., Zhang, N., Du, S., He, H., Xu, Y., Cai, H., . . . Ma, G. (2018). The Effects of Hydration Status on Cognitive Performances among Young Adults in Hebei, China: A Randomized Controlled Trial (RCT). International Journal of Environmental Research and Public Health, 1477.

• Zhang, N., Du, S., Tang, Z., Zheng, M., & Ma, G. (2017). Effect of Water Supplementation on Cognitive Performances and Mood among Male College Students in Cangzhou, China: Study Protocol of a Randomized Controlled Trial. International Journal of Environmental Research of Public Health, 966.

• Zimmer, P., Oberste, M., & Bloch, W. (2015). Einfluss von Sport auf das zentrale Nervensystem – Molekulare und zelluläre Wirkmechanismen. Deutsche Zeitschrift für Sportmedizin, 42-49.

Über den Autor

Yannick Maar, geb. am 21.02.1994 in Mönchengladbach, studierte Betriebswirtschaftslehre an der Universität zu Köln. 2015 erfolgte außerdem die Zertifizierung als Ernährungsberater, 2019 schließlich die Fitnesstrainer-A-Lizenz. Heute ist er selbstständig tätig und hat sich auf Ernährungsoptimierung spezialisiert. Er hat sich zur Lebensaufgabe gemacht, Menschen dabei zu unterstützen, ihre bestmögliche Leistungsfähigkeit in Studium und Beruf zu erreichen – und dabei mehr Freizeit als jemals zuvor zu haben.

Dir hat dieses Buch gefallen? Besuche mich auf meiner Webseite und erhalte kostenlos weitere Informationen!

www.yourfocus.de